U0257657

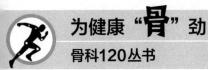

为健康"骨"劲

骨科120丛书

总顾问　刘昌胜　张英泽　戴尅戎
总主编　苏佳灿

骨不连

120问

主编 ◎ 蔡贵泉　陈晓　沈浩

上海大学出版社

图书在版编目(CIP)数据

骨不连120问 / 蔡贵泉,陈晓,沈浩主编. -- 上海：
上海大学出版社,2024.7. --(为健康"骨"劲 / 苏
佳灿总主编). -- ISBN 978 - 7 - 5671 - 5033 - 1

Ⅰ. R683 - 44

中国国家版本馆 CIP 数据核字第 202434S3H5 号

责任编辑　陈　露
助理编辑　张淑娜
封面设计　缪炎栩
技术编辑　金　鑫　钱宇坤

为健康"骨"劲
骨不连 120 问
蔡贵泉　陈　晓　沈　浩　主编
上海大学出版社出版发行
(上海市上大路 99 号　邮政编码 200444)
(https://www.shupress.cn　发行热线 021 - 66135112)
出版人　戴骏豪
*
南京展望文化发展有限公司排版
上海颛辉印刷厂有限公司印刷　各地新华书店经销
开本 890mm×1240mm　1/32　印张 4.25　字数 85 千
2024 年 8 月第 1 版　2024 年 8 月第 1 次印刷
ISBN 978 - 7 - 5671 - 5033 - 1/R·72　定价　58.00 元

版权所有　侵权必究
如发现本书有印装质量问题请与印刷厂质量科联系
联系电话：021 - 57602918

序　言

　　"岁寒,然后知松柏之后凋也。"意为一个人的节操与品行,只有在困境中才能显现。而我等从医者,正是立志守护人身之"松柏"——强健的骨骼。

　　骨为身之干,支撑起生命的屹立不倒。然世间疾病千奇百怪,骨疾尤为凶险。有如暗夜突袭的骨折创伤,似无声蚕食的骨质疏松,或如幽灵般游走的骨肿瘤……无不考验着骨科医者的智慧与经验。

　　本丛书以"强骨"为宗旨,撷取骨科领域精华,解答患者关切。自创伤骨科到关节外科,从脊柱到四肢,举凡骨科疑难疑点,图文并茂,一一道来。寓医理于浅言,蕴经验于问答。言简意赅却包罗万象,通俗晓畅而雅俗共赏。

　　本丛书共21个分册,涵盖骨科所有常见疾病,是目前国内最系统、最全面的骨科疾病科普系列丛书。从骨折、骨不连等常见创伤,到骨性关节炎、骨质疏松等慢性病,从关节镜微创技术到修复重建难题,从骨科护理常识到康复指导,可谓全方位、多角度、立体化地解答骨科常见疾病诊疗问题。120问的内容设计,聚焦读者最迫切的疑惑,直击骨科就诊最本质的需求,力求读者短时间内获取最实用的知识。这是一系列服务骨科医患共同的工具书,更是一座沟通医患的桥梁。

"岁月不居,时节如流。"随着人口老龄化加剧,骨科疾病频发。提高全民骨健康意识,普及骨科养生保健知识,已刻不容缓。我们坚信,树立正确观念,传播科学知识,能唤起公众对骨骼健康的关注,进而主动规避骨病风险。这正是本丛书的价值所在,亦是编写初衷。

让我们携手共筑健康之骨,守望生命之本,用"仁心仁术"抒写"岁寒不凋"的医者丰碑,用执着坚守诠释"松柏常青"的"仁爱仁医"。

"博观而约取,厚积而薄发",愿本丛书成为广大读者的良师益友,为患者带去希望,为医者增添助力。让我们共同守护人体这座最宏伟的"建筑",让健康的骨骼撑起每一个生命的风帆,乘风破浪,奋勇前行!

总主编 苏佳灿

2024 年 7 月

前　言

在医学上,骨不连是一个复杂且常被提及的话题。它涉及骨折愈合的失败,给患者带来无尽的痛苦和困扰。然而,由于骨不连的成因多样、诊断复杂、治疗棘手,许多患者和医务人员对其了解并不深入。因此,我们编写了这本《骨不连120问》,旨在通过回答大家最关心的120个问题,为大家提供全面、深入的骨不连科普知识。

本书的问题均来自临床实践和患者的真实疑虑,涵盖了骨不连的各个方面。从基础知识到诊断治疗,从预防康复到最新研究进展,我们力求通过简洁明了的语言,为大家解答疑惑,提供实用的指导。

在基础知识部分,我们将解答什么是骨不连、骨不连的分类有哪些、骨不连的成因是什么等基础问题,帮助大家建立对骨不连的基本认识。在诊断治疗部分,我们将详细介绍骨不连的诊断方法、影像学特点、非手术治疗和手术治疗的选择等问题,帮助大家了解如何准确诊断骨不连并制定合适的治疗方案。

此外,本书还关注骨不连的预防与康复。我们将探讨如何预防骨不连的发生、如何促进骨折愈合、如何进行康复训练等问题,帮助患者减少骨不连的风险并加速康复进程。

当然，随着医学科技的不断发展，骨不连的研究也在不断深入。本书还将介绍骨不连领域的最新研究进展和前沿技术，帮助大家了解骨不连治疗的最新动态和未来发展方向。

在编写本书的过程中，我们力求做到科学严谨、通俗易懂。我们希望每一位读者都能从中获益，无论是患者还是医务人员，都能通过本书加深对骨不连的了解。

最后，我们要感谢所有为本书编写付出努力的同仁们，是你们的辛勤工作才使得这本书得以问世。同时，我们也要感谢广大读者对本书的信任和支持，是你们的期待让我们有了不断前进的动力。

愿这本《骨不连120问》能成为您了解骨不连的良师益友，为您的医学之旅提供有力的支持。让我们一起探索骨不连的奥秘，为患者带来更好的治疗和康复效果。

编　者

2024 年 6 月

目　录

第二篇 骨不连的诊断

第三篇 骨不连的并发症

第四篇　骨不连的治疗

第五篇　骨不连的预防与康复

第一篇
骨不连的病因

1 什么是骨不连?

骨不连是指骨折不愈合,指的是骨折经过治疗后,超过一般愈合时间(常用标准为 6 个月),且经再度延长治疗时间(一般是 3 个月以上),仍没有愈合的迹象。根据其原因,骨不连可以分为肥大性骨不连、萎缩性骨不连和感染性骨不连。

肥大性骨不连是由于骨折断端之间活动度过大,影响新骨的形成和生长,导致原来的骨折断端比原骨骼粗大。

萎缩性骨不连可能由于外伤或手术过程中造成骨头和软组织的过分剥离,影响到周围的血运情况,断端的骨质会逐渐被吸收,从而引起萎缩性骨折。

感染性骨不连则可能由于手术或其他原因造成的局部感染引起周围炎症,影响到骨折的愈合。

对于骨不连的治疗,需要根据具体原因和患者的自身状况制定个体化的治疗方案,并进行积极有效的治疗。

2 什么原因会导致骨不连?

骨不连可能由多种原因引起,包括局部因素和全身性因素。

(1) 局部因素

不稳定的内固定:如果骨折固定不稳定,骨折断端的微动过大,可能导致骨不连。

骨折断端分离或缺失:严重的骨折可能导致骨折断端之间的距离过大或骨段的缺失,影响愈合。

血液供应不足:良好的血液供应对骨折愈合至关重要。如果骨折区域的血管受损,可能会导致骨不连。

感染:骨折部位的感染可以干扰骨折愈合过程,导致炎症和进一步的组织损伤。

软组织夹杂:如果骨折间隙中有软组织夹杂,可能会妨碍骨折断端的接触和愈合。

(2) 全身性因素

营养不良:蛋白质、维生素 D、钙和其他营养素的不足可能影响骨的代谢和愈合。

年龄:随着年龄的增长,骨折愈合能力可能会减弱。

慢性疾病:糖尿病、甲状腺功能异常、肾病等慢性疾病可能影响骨折愈合。

药物影响:长期使用某些药物,如皮质类固醇、非甾体抗炎药(NSAIDs)等,可能影响骨折愈合。

吸烟和酗酒：烟草和酒精的使用被认为是骨折愈合不良的风险因素。

骨质疏松症：骨质疏松症可能导致骨折愈合过程中的骨量不足。

针对骨不连的患者，可能需要进行手术治疗，如骨移植、骨刺激治疗或重新固定等，以促进骨折愈合。同时，改善生活方式、合理营养和禁止吸烟等也是促进愈合的重要因素。

3 哪些部位的骨折最容易导致骨不连？

骨不连是指骨折后骨头未能在预期的时间内愈合，导致愈合过程停滞。某些骨折部位由于解剖结构、血液供应和受力情况的特点，更容易发生骨不连。以下是一些较常见的易发生骨不连的骨折部位：

（1）股骨（股骨颈和股骨干）：股骨颈骨折由于血液供应较差，特别是在老年人中，容易发生骨不连。股骨干骨折也可能因为高能量创伤导致的严重软组织损伤和骨质破碎而难以愈合。

（2）胫骨干：胫骨是承受体重的主要骨骼之一，其中下段更容易发生骨不连，部分原因是该区域的软组织和血液供应相对较差。

（3）桡骨远端：手腕附近的桡骨远端骨折，尤其是当伴随着位移或关节损伤时，愈合可能会受到影响。

（4）肱骨远端：肘部附近的肱骨远端骨折，特别是在老年人中，由于骨质疏松症和血液供应问题，可能导致骨不连。

（5）跟骨：跟骨骨折，由于跟骨复杂的解剖结构和受力情况，愈合过程可能会受到干扰。

（6）舟骨：手腕中的舟骨因为其特殊的血液供应方式，骨折后容易发生骨不连，尤其是在未能被及时诊断或治疗的情况下。

（7）第五跖骨基底：足部的第五跖骨基底骨折（Jones 骨折），因其血液供应问题，第五跖骨基底也是一个相对常见的骨不连部位。

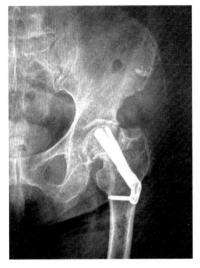

股骨颈骨折内固定术后骨不连

骨不连的风险受到多种因素的影响，包括骨折类型、损伤程度、治疗方法，以及患者年龄、生活方式（如吸烟）、健康状况（如糖尿病、骨质疏松症）、遵循医嘱的程度等。因此，即使在上述部位发生骨折，也不一定会发生骨不连，但这些部位在临床上需要更加细致和谨慎的管理。

 4 哪种类型的骨折最可能导致骨不连？

骨不连的风险因骨折的类型和位置而异，但某些骨折由于解

剖结构、血液供应、治疗难度或受到的机械应力等因素,更容易导致骨不连。以下是一些更容易导致骨不连的骨折类型:

(1)开放性骨折:皮肤破损、骨头暴露于外界环境的骨折,增加了感染的风险,感染可以干扰骨折的愈合过程。

(2)粉碎性骨折:骨头破碎成多片的骨折,这种骨折涉及的骨折片多,损失的骨质多,愈合困难。

(3)复杂性骨折:伴有多处损伤或软组织损伤严重的骨折,这些因素可能导致血液供应不足,影响骨折的愈合。

(4)某些部位的骨折:如前所述,某些骨折部位(如股骨颈、股骨干、胫骨中下段、肱骨干等)更容易发生骨不连。

(5)不稳定性骨折:骨折片之间移动较大,无法通过自然愈合或固定手段稳定的骨折。

(6)慢性疾病患者的骨折:患有糖尿病、骨质疏松症、血管疾病或免疫系统疾病的患者,骨折愈合能力可能降低。

(7)高能量创伤导致的骨折:交通事故、跌落等高能量创伤导致的骨折,因为损伤严重,愈合过程可能更加复杂。

(8)长骨骨折:特别是长骨中段的骨折,由于血液供应的特殊性,愈合可能会受到影响。

(9)老年人骨折:随着年龄的增长,骨密度降低,愈合能力减弱,因此老年人骨折更容易导致骨不连。

为了降低骨不连的风险,需要合理的骨折管理,包括适当的固定、手术治疗、确保良好的血液供应和遵循医嘱进行康复训练。如果骨不连确实发生,可能需要进行额外的治疗,如骨移植、骨刺激治疗或重新固定等。

5 开放性骨折是否更容易导致骨不连？

开放性骨折相较于闭合性骨折更容易导致骨不连。开放性骨折是指骨折伴随着皮肤的破损，使得骨折部位与外界环境直接相通。这种类型的骨折存在以下几个增加骨不连风险的因素：

（1）感染风险：开放性骨折打破了皮肤的屏障，容易导致细菌入侵和感染。感染不仅可以直接破坏骨组织，还可以干扰骨折愈合的正常生物学过程。

（2）血液供应损害：开放性骨折通常伴随着较为严重的软组织损伤，包括血管的损伤。血管损伤会降低骨折部位的血液供应，影响愈合。

（3）骨组织损伤：开放性骨折往往涉及更为严重的骨组织损伤，可能包括骨的粉碎或丢失，这使得骨折愈合过程更加复杂。

（4）治疗挑战：开放性骨折的治疗更加复杂，需要考虑清创、感染控制、骨折固定和软组织修复等多个方面。治疗过程中可能需要多次手术，每次手术都有可能对血液供应产生进一步的影响。

（5）愈合时间：开放性骨折的愈合时间通常比闭合性骨折更长。长时间的愈合过程中，患者可能需要长期限制活动，这又可能影响血液循环和愈合。

因此，开放性骨折由于其复杂性和高感染风险，确实更容易导致骨不连。为了降低这种风险,通常需要采取积极的手术和抗感染措施,并进行仔细的术后管理。

6 重复的外伤会导致骨不连吗?

重复的外伤可以导致骨不连。以下几种方式的重复外伤可能会影响骨折愈合:

(1)中断愈合过程:骨折愈合是一个复杂的生物学过程,包括炎症、软骨形成、骨形成和骨重塑阶段。如果在愈合过程中发生重复外伤,可能会打断这个过程,导致骨折愈合受阻。

(2)增加移位:骨折部位如果在愈合过程中受到再次外力作用,可能会导致骨段移位,这样不仅会增加疼痛和肿胀,还可能需要重新手术来校正断端位置。

(3)损害血液供应:骨折愈合需要良好的血液供应来提供必要的营养和氧气。重复外伤可能会损害周围的血管,进一步限制骨折部位的血液供应,从而影响愈合。

(4)软组织损伤:重复外伤还可能导致周围软组织的损伤,增加感染的风险,进而影响骨折的愈合。

(5)慢性不稳定:如果骨折部位因为重复外伤而不稳定,可能会导致慢性炎症和疼痛,这些都是骨不连的危险因素。

为了避免骨不连,骨折后的患者通常需要限制活动,避免对患处施加额外压力或进行可能导致再次损伤的活动。在某些情况下，可能需要使用石膏、支具、外固定器或内固定器等来保护骨折部位，以促进稳定和愈合。如果怀疑骨折部位受到重复外伤或出现愈合问题，应尽快咨询医生以评估病情并调整治疗方案。

经常骨折的患者是否更容易发生骨不连？

经常骨折的患者并不一定更容易发生骨不连。骨折的发生频率与多种因素有关，如年龄、性别、骨骼质量、创伤程度、治疗方式等。而骨不连的发生则与骨折的部位、治疗方式、患者的年龄和身体状况等因素有关。

对于经常骨折的患者，医生通常会采取更加积极的治疗措施，如手术固定、药物治疗等，以促进骨折的愈合和预防骨不连的发生。同时，患者也需要注意加强骨骼营养和进行适当的康复锻炼，以提高骨骼质量和预防骨折的再次发生。

因此，经常骨折的患者并不一定更容易发生骨不连，但需要在医生的指导下采取积极的治疗措施和加强骨骼营养，以预防骨不连的发生。

骨不连与骨折部位的血液供应有何关系？

骨不连与骨折部位的血液供应有着密切的关系。骨折愈合是一个复杂的生物学过程,需要良好的血液供应来提供必要的氧气、营养物质和生长因子,以及清除代谢废物。以下是骨不连与血液供应关系的几个关键点:

(1)血液供应的重要性:骨折愈合过程中,血液是运送免疫细胞、促进炎症反应、提供骨形成所需细胞和生长因子的主要因素。血液供应不足可能导致骨折部位缺乏必要的生物活性物质,从而影响骨折愈合。

(2)骨折类型与血液供应:某些骨折类型,如粉碎性骨折或开放性骨折,可能导致血管损伤,从而削弱骨折部位的血液供应。这种损伤可能是由于初始创伤或者随后的外科手术造成的。

(3)骨折部位的解剖特点:不同的骨骼部位有不同的血液供应特点。例如,股骨颈的血液供应较差,这使得该部位的骨折更容易发展为骨不连。而其他部位,如股骨粗隆间骨折,通常有更好的血液供应,骨折愈合的概率较高。

(4)血管损伤和愈合反应:骨折时伴随的血管损伤会引发一系列愈合反应,包括形成血肿、炎症和新生血管形成。如果这些反应受阻或不充分,骨折愈合过程可能会受到影响。

(5)治疗对血液供应的影响:治疗方法,特别是外科手术,可能会影响骨折部位的血液供应。外科手术应尽量保护血管,以促进愈合。过度的手术操作或不当的固定技术可能损害血管,增加骨不连的风险。

因此,骨折部位的血液供应状况对于骨折的愈合至关重要。应保持良好的血液供应,减少手术中的血管损伤。

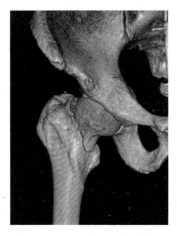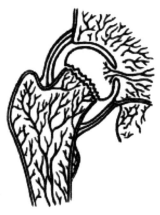

股骨颈骨折破坏股骨头的血液供应

9 骨不连的高风险群体有哪些?

以下人群属于骨不连的高风险群体:

(1)老年人:随着年龄的增长,骨骼的质量和密度会逐渐下降,骨折愈合的能力也会减弱,因此老年人更容易发生骨不连。

(2)骨质疏松症患者:骨质疏松症患者的骨骼质量较差,骨量减少,骨折愈合的能力明显减弱,因此骨质疏松症患者更容易出现骨不连的情况。

(3)糖尿病患者:糖尿病患者因为血糖代谢异常,容易导致骨折愈合不良,出现骨不连的风险较高。

(4)营养不良患者:营养不良患者的身体状况较差,骨折愈合的能力也会受到影响,因此容易出现骨不连的情况。

（5）重大创伤患者：重大创伤患者的骨折断端受损严重,容易发生骨不连。

（6）肥胖者：肥胖者的体重对骨折部位造成较大的压力,骨折愈合的速度会减慢,从而增加骨不连的风险。

（7）吸烟者：吸烟会抑制血管长入和新生骨的早期再血管化,还会损害成骨细胞的功能,因此吸烟者更容易出现骨不连的情况。

对于这些高风险群体,在骨折发生后应积极采取有效的治疗措施,以预防骨不连的发生,并在发现骨不连后及时就医,进行相关治疗。

10 女性是否比男性更容易出现骨不连?

没有证据表明女性比男性更容易出现骨不连的情况。骨不连的发生与多种因素有关,包括骨折类型、骨折部位、骨折严重程度、治疗方式,以及患者的营养状况、年龄、合并症等。

虽然女性在特殊生理时期,如孕期、经期和更年期,体内激素水平的变化可能会对骨骼健康产生一定影响,但并不能说明女性比男性更容易出现骨不连。此外,骨质疏松等骨骼健康问题在女性中的发病率较高,而这些问题的存在可能会增加骨折后骨不连的风险,但这也并不意味着女性比男性更容易发生骨不连。

因此,无法一概而论地说女性比男性更容易出现骨不连,应当根据个人情况和骨折治疗情况等多方面因素进行综合评估。无论男女，骨折后都需要及时就医、听从医生建议、采取合适的治疗方案，以便更好地促进骨折愈合，减少骨不连的发生。

11 骨不连和骨质疏松有无关系？

骨不连和骨质疏松之间存在一定的关系。骨质疏松是一种骨量减少和骨组织损伤的情况，会导致骨头变脆弱且容易受到损伤。在骨折愈合过程中，骨质疏松会影响骨折愈合的质量，增加骨不连的风险。同时，骨不连也会导致骨质疏松的加重，由于骨折部位无法得到有效支撑，患者需要长时间卧床，导致骨量进一步下降。

因此，在骨折治疗中，应重视骨质疏松症的治疗，提高骨折愈合的质量和减少骨不连的风险。对于骨质疏松症患者，应积极进行抗骨质疏松治疗，同时加强营养和康复锻炼，以增加骨量和骨

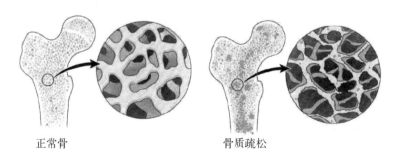

正常骨　　　　　　　　骨质疏松

正常骨与骨质疏松

组织的稳定性,预防骨折和骨不连的发生。在骨折愈合过程中,患者应定期进行 X 线检查和其他相关检查,及时了解骨折愈合情况,如有异常表现,应及时就医并采取相应的治疗措施。

12 糖尿病患者为什么更容易出现骨不连?

糖尿病患者更容易出现骨不连的原因主要有以下几点:

(1)糖尿病患者的血糖水平较高,容易导致感染和炎症,这些因素会干扰骨折的愈合过程,从而增加骨不连的风险。

(2)糖尿病患者的血管病变和神经病变会影响骨骼的营养供应,导致骨骼愈合能力下降,容易发生骨不连。

(3)糖尿病患者的免疫系统功能可能受到损害,使得骨折部位的感染风险增加,进一步影响骨折的愈合,导致骨不连。

(4)糖尿病患者可能存在骨代谢异常,导致骨骼质量下降,骨折的发生率较高,而且骨折后愈合速度较慢,骨不连的风险也会增加。

因此,糖尿病患者需要积极控制血糖水平,改善血管病变和神经病变,加强骨骼营养和康复锻炼,以降低骨不连的发生风险。同时,对于糖尿病患者出现的骨折,应该及时采取有效的治疗措施,如手术固定、药物治疗等,以促进骨折的愈合和预防骨不连的发生。

13 吸烟如何影响骨不连？

吸烟对骨不连的影响主要表现在以下几个方面：

（1）烟草中的尼古丁和一氧化碳等有害物质会抑制骨折部位的血液供应，导致骨折部位的氧气含量下降，影响骨折的愈合过程。

（2）吸烟会导致体内炎症因子的释放，加剧炎症反应，进一步影响骨折的愈合。

（3）吸烟还可能影响骨骼的代谢平衡，导致骨骼的钙质流失，影响骨折部位的骨痂形成和骨骼重塑。

这些因素综合作用，会使得骨折的愈合过程受到干扰，增加骨不连的发生风险。因此，为了确保骨折能够顺利愈合，建议患者在骨折治疗期间戒烟，保持良好的生活习惯。同时，应听从医生的建议，积极治疗并进行康复锻炼。

14 骨不连会遗传吗？

骨不连通常是指骨折后骨头愈合过程中出现的问题，导致骨头无法正常愈合。骨不连的发生通常与多种因素有关，包括骨折的类型和严重程度，患者的年龄、健康状况、生活方式（如吸烟和饮酒）、营养状况，血液供应情况，以及骨折治疗过程中的管理等。

目前并没有确凿的证据表明骨不连本身具有遗传性。然而，某些影响骨折愈合过程的遗传性疾病或遗传倾向可能间接影响骨折愈合，从而增加骨不连的风险。例如，某些遗传性疾病可能会影响骨质量或骨代谢，如骨质疏松症、某些类型的先天性结缔组织病等。

总的来说，骨不连本身不被认为是直接遗传的，但是个体对骨折愈合的反应可能受到遗传因素的影响。如果家族史中出现骨折愈合问题，这可能是由于共享的环境因素或遗传易感性，而不是骨不连本身的直接遗传。

 15 慢性疾病如何增加骨不连的风险？

慢性疾病可以增加骨不连的风险，其中一些原因如下：

（1）慢性疾病可以导致身体长期处于炎症状态，影响骨折愈合的过程。例如，类风湿性关节炎和骨关节炎等疾病可以使骨折愈合时间延长，从而导致骨不连的风险增加。

（2）有些慢性疾病会影响钙质等营养物质的吸收和利用，从而导致骨骼变得更加脆弱，增加骨不连的风险。例如，糖尿病、慢性胃肠道疾病等可以影响钙质等营养物质的吸收和利用。

（3）慢性疾病还可能影响局部血液循环，从而影响骨折愈合的过程。例如，高血压和糖尿病等慢性疾病可以导致局部血液循环不良，从而影响骨折愈合。

因此,对于慢性疾病患者,在骨折治疗中需要更加注意骨不连的风险,采取更加有效的预防措施,如适当增加锻炼、保持良好的生活习惯、合理饮食等。同时,医生也应该充分了解患者的慢性疾病情况,制定更加合适的治疗方案,以降低骨不连的风险。

16 骨不连与骨肿瘤有何关系?

骨不连和骨肿瘤是两种不同的骨骼疾病,它们之间并没有直接的关系。骨不连是指骨折后正常愈合过程受阻,导致骨折部位无法自然愈合或愈合时间显著延长;骨肿瘤则是指骨骼内部生长的良性或恶性肿瘤。

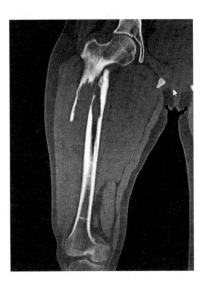

股骨病理性骨折

尽管两者是不同的疾病,但它们之间存在一些间接关联:

(1)误诊或混淆:在某些情况下,骨不连可能被误诊为骨肿瘤,或者骨肿瘤可能被误认为骨折或骨不连,因为肿瘤可能导致骨骼变得脆弱并发生病理性骨折。

(2)病理性骨折:某些骨肿瘤,尤其是恶性肿瘤,可能会侵犯骨骼,导致骨质破坏和结构弱化,进而引起病理性骨折。这种骨折可能较难愈合,有时可导致骨不连的发生。

（3）治疗相关：骨肿瘤的治疗（如手术切除、化疗、放疗）可能会影响骨骼的结构和愈合能力。在肿瘤切除后,可能需要进行骨修复或重建手术,这些手术的复杂性可能增加骨不连的风险。

（4）骨重建：在骨重建手术后,患者可能需要长时间的康复过程。如果重建的骨骼未能正确愈合,可能会导致骨不连。

然而,骨不连本身并不会引起骨肿瘤,也不是骨肿瘤的直接结果。这两种状况需要通过不同的诊断方法进行鉴别,并采取针对性的治疗措施。如果有疑问或症状,应咨询专业的骨科医生或肿瘤科医生,以获取准确的诊断和治疗建议。

17 骨不连与肥胖有何关系?

骨不连与肥胖之间没有直接的因果关系,但肥胖可能会增加骨不连的风险和治疗的复杂性。

肥胖的人往往更容易发生骨折,因为他们的身体重量和骨骼结构使得骨折更容易发生。此外,肥胖的人也更容易出现骨质疏松,这也会增加骨折的风险。在骨不连的治疗中,肥胖可能会增加治疗的难度。例如,肥胖的人可能需要更长的恢复时间和更复杂的手术。此外,肥胖的人也更容易出现并发症,如感染和血栓病等,这些并发症会影响骨折愈合的过程。

因此,虽然肥胖不会直接导致骨不连,但肥胖可能会增加骨折的风险和治疗难度,因此建议肥胖的人注意保持健康的体重,同时保持良好的骨骼健康。

18 骨不连是否与骨髓炎有关?

骨不连与骨髓炎有关。骨髓炎会导致骨不连,但骨不连不一定都是骨髓炎导致的,还可能是其他骨科疾病导致的。

骨髓炎是由于细菌感染骨髓、骨皮质和骨膜而引起的炎症性疾病,通常伴随着骨折、手术或感染而发生。在骨髓炎的早期,炎症反应可能导致骨折部位的血液供应受损,影响骨折的愈合。如果炎症得不到有效控制,将进一步影响骨折部位的修复和愈合,从而导致骨不连的发生。

然而,骨不连并不一定都是骨髓炎引起的。其他骨科疾病,如骨肿瘤、糖尿病、骨质疏松症等也可能导致骨不连。此外,骨折部位的血液供应不足、软组织损伤严重、感染等因素也可能导致骨不连的发生。

因此,对于骨不连的治疗,需要综合考虑多种因素,包括骨髓炎和其他骨科疾病的治疗,以及骨折部位的血液供应、软组织损伤和感染的控制。医生通常会采取一系列措施,如手术固定、植骨治疗、抗感染治疗等,以促进骨折的愈合和预防骨不连的发生。同时，对于存在骨髓炎等骨科疾病的患者，医生也会积极治疗相关疾病，以改善患者的整体健康状况，从而有助于骨折的愈合。

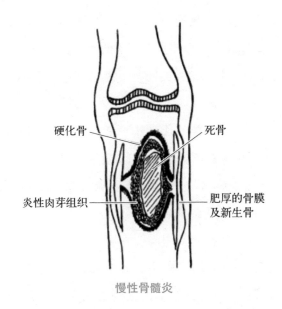

硬化骨   死骨

炎性肉芽组织   肥厚的骨膜及新生骨

慢性骨髓炎

19 骨不连与激素类药物使用有何关系？

骨不连是指骨折后骨头没有在预期的时间范围内愈合或者愈合过程停滞。骨折愈合是一个复杂的生物学过程，涉及炎症反应、软骨生成、骨生成及骨重塑等多个阶段。激素类药物，特别是长期或大剂量使用的皮质类固醇（如泼尼松、地塞米松等），可能会影响骨折愈合。

激素类药物对骨折愈合的影响主要包括：

（1）炎症抑制：皮质类固醇具有抗炎作用，可以抑制骨折部位的炎症反应。虽然这可能减轻疼痛和肿胀，但炎症反应在骨折初期是必要的，因为它启动了愈合过程。

（2）抑制骨形成：长期使用皮质类固醇会抑制成骨细胞的活性，降低新骨形成速度，影响骨折部位的愈合。

（3）增加骨吸收：激素类药物可能增加破骨细胞的活性，导致骨质吸收增加，从而减弱骨骼强度。

（4）影响钙代谢：激素类药物可能影响钙的吸收和代谢，导致钙流失，减少骨矿物质密度，增加骨折风险。

（5）干扰生长激素：长期使用激素类药物可能干扰生长激素的分泌，影响骨骼的生长和修复。

因此，激素类药物的使用需要在医生的指导下进行，尤其是存在骨折或其他骨骼问题时。医生会权衡药物的益处和风险，并在必要时考虑替代疗法或添加其他药物以促进骨折愈合。如果有骨折不愈合的疑虑，应及时咨询医生以获得适当的评估和治疗。

 经常站立工作是否会增加骨不连的风险？

经常站立工作会增加下肢关节和骨骼的压力，特别是在长时间不变换姿势的情况下。虽然站立本身不直接导致骨不连，但它可能与骨骼健康存在一定相关性，尤其是在以下几个方面：

（1）关节磨损：长时间站立可能导致膝关节和髋关节的过度使用和磨损，进而引发关节炎等问题。

（2）肌肉疲劳：长时间站立会导致腿部肌肉疲劳，这可能影响肌肉的支撑能力和减震功能，从而增加受伤的风险。

（3）血液循环：长时间站立可能影响下肢的血液循环，导致腿部肿胀和静脉曲张，这可能间接影响骨骼的健康。

（4）骨密度：长时间站立可能对骨密度有一定的影响，但这个关系并不简单。一方面，适度的重力负荷可以刺激骨骼保持或增加骨密度；另一方面，如果站立导致过度疲劳或者伴随不良的生活习惯（如缺乏运动、不良饮食），可能会对骨密度产生负面影响。

如果已经存在骨折，过度的站立工作可能会对骨折愈合产生不利影响，因为它增加了骨折部位的应力，可能会干扰愈合过程。在这种情况下，适当的休息和减少站立时间是有益的。

要减少经常站立的工作对骨骼和关节的潜在负面影响，可以采取以下措施：① 定期改变姿势，避免长时间保持同一姿势；② 使用支撑设备，如防疲劳地垫或合适的鞋垫；③ 合理安排工作和休息时间，确保有足够的休息间隔；④ 进行适当的身体活动和锻炼，增强肌肉力量和柔韧性；⑤ 保持健康的饮食习惯，确保摄入足够的钙和维生素 D，以维持骨骼健康。

如果担心长期站立工作会影响骨骼健康，建议咨询医生或相关专业人士，以获得个性化的建议和指导。

第二篇
骨不连的诊断

21 骨不连和骨折愈合的正常时间是多久？

骨折愈合的正常时间是不同的，与患者的年龄、骨折类型、治疗方法等因素有关。一般来说，骨折愈合需要大约3个月的时间。

对于一般性的骨折，如青枝骨折、裂缝骨折等，在经过石膏、夹板等外固定后，需要4～6周可以愈合。对于比较严重的骨折，如粉碎性骨折等，愈合的时间可能会更长，需要8～12周甚至更长时间。

另外，如果存在骨折断端感染、软组织损伤严重、患者年龄较大等情况，骨折愈合的时间可能会延长。

需要注意的是，骨折愈合时间并不是绝对的，需要根据患者的具体情况来判断。同时，在骨折愈合期间，也需要密切关注骨折局部的血液供应、疼痛、肿胀等情况，及时就医治疗。

对于骨不连的治疗，一般需要在骨折后3～6个月进行评估。如果存在骨不连的情况，需要采取相应的治疗方法，如手术治疗、物理治疗等。手术治疗的方法包括内固定、外固定、骨移植等，具体采用哪种方法需要根据患者的具体情况来判断。

对于不同部位的骨折和不同的治疗方法,骨不连的恢复时间也是不同的。一般来说,手术治疗后需要一定的时间来恢复,如骨移植手术需要的恢复时间可能会更长,需要半年甚至 1 年的时间。

骨不连的治疗是一个复杂的过程,需要在专业医生的指导下进行。同时,患者也需要积极配合医生的治疗建议,加强自我护理和康复锻炼,以促进骨折愈合和恢复。

22 骨不连和骨延迟愈合有何区别?

骨不连和骨延迟愈合都是骨折后的并发症,但它们之间存在一些区别。

骨不连是指骨折断端间未能达到骨性连接的状态,一般在骨折后 9 个月未能达到骨性连接的骨折,就被称为骨不连。这通常是由于骨折断端之间的物质未能成功骨化所导致的。

骨延迟愈合则是指骨折在正常愈合所需的时间内(一般指 6 个月内)未能达到骨折完全愈合的标准。虽然骨折断端间的物质已经骨化,但是愈合的速度比正常情况慢,因此被称为骨延迟愈合。

在治疗方法上,骨不连常常需要采取更积极的治疗措施,如手术或使用外固定架等,以促进骨折的愈合。而骨延迟愈合则可以通过继续保守治疗,如继续固定骨折部位,或者采用物理治疗等方法来促进骨折愈合。

总的来说,骨不连和骨延迟愈合都是骨折愈合过程中出现的异常情况,但是它们发生的时间和原因有所不同。

23 骨不连与假关节有何区别?

骨不连和假关节是骨折愈合异常的两种不同类型,它们之间有一些重要的区别。

骨不连是指骨折愈合过程停滞,骨折部位没有形成稳定的骨性连接,且没有愈合的迹象。骨不连可能表现为骨折部位的持续疼痛和功能障碍。它可能是由于不良的骨折固定、血液供应不足、感染、局部组织损伤或全身性疾病等原因引起的。骨不连可以分为多种类型,根据愈合组织的不同特点和影像学表现,可分为肉芽组织型、纤维性和骨性骨不连。

假关节是一种特殊类型的骨不连,其中骨折部位形成了类似关节的结构,具有一定的

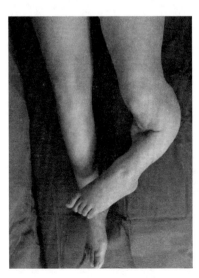

左小腿骨折后形成假关节

活动性。这种情况下,骨折两端在长期未愈合的情况下发生了改变,形成了类似关节腔的空间,可能有关节囊、滑膜和关节液的形成。假关节通常是骨不连的一种晚期表现,当骨折两端长期未能愈合并逐渐适应了一定的活动时出现。假关节常常需要外科手术来治疗,可能涉及去除假关节组织、骨移植和内固定等措施。

总结来说,骨不连是一个更广泛的术语,指的是骨折愈合过程的停滞,而假关节是骨不连的一种特殊形式,表现为在骨折部位形成了类似关节的结构。假关节是骨不连的一种慢性和复杂的结果,通常需要更复杂的治疗方法来解决。

24 骨不连的形成与骨折的愈合机制有何不同?

骨折的正常愈合机制和骨不连的形成之间存在显著差异。以下是正常骨折愈合过程和骨不连形成的比较。

（1）正常骨折愈合

炎性阶段：骨折发生后立即出现,血液中的细胞和炎症介质涌向受伤区域,形成血肿。

软骨形成阶段：几天后,血肿中的干细胞分化成软骨细胞和成骨细胞,开始形成软骨模板,这是骨折愈合的初步桥接。

骨化阶段：软骨模板逐渐被骨组织所取代,形成初步的骨性愈合。

重塑阶段：新形成的骨组织经历重塑,以恢复骨骼的正常解剖结构和功能。

（2）骨不连

愈合过程中断：由于多种原因（如血液供应不足、感染、不稳定的骨折固定、吸烟、某些药物和全身性疾病等），骨折愈合过程受阻。

缺乏桥接：骨折两端未能形成稳定的桥接，无法进行正常的骨化过程。

愈合组织异常：可能形成过多的纤维组织或瘢痕，而不是正常的骨组织。

骨折稳定性缺失：由于缺乏稳定性，骨折两端无法进行有效的重塑，导致骨折部位持续不稳定和疼痛。

骨不连的形成意味着骨折愈合过程中的某个或多个阶段被干扰或阻断，导致骨折部位未能正常愈合。治疗骨不连通常需要手术干预，可能包括重新固定骨折、骨移植、使用骨生长刺激剂等方法，以促进骨折愈合。

25 骨不连的常见症状是什么？

骨不连是骨折愈合过程中的一种并发症，其常见症状包括：

（1）疼痛：患者在骨折部位持续或不规则地感到疼痛，特别是在活动或承重时，这种疼痛可能随着时间的推移而加剧。

（2）活动受限：骨折部位的活动范围可能受限，影响日常活动和功能。

（3）骨折部位的异常活动：由于骨折未能愈合，患者可能会感觉到骨折两端之间存在异常活动或不稳定性。

（4）肿胀：骨折区域可能会持续肿胀，特别是在活动后。

（5）变形：在一些情况下，骨折部位可能出现明显的变形。

（6）慢性感染：如果骨不连是由感染引起的，可能会有持续的感染迹象，如红肿、局部皮肤发热、渗出物或窦道形成。

（7）骨折部位的压痛：在对骨折区域施加压力时，患者可能会感到疼痛。

发生骨不连后，患者可能需要使用拐杖、手杖或其他辅助器具来减轻疼痛和提高活动能力。

值得注意的是，骨不连的症状可能存在个体差异，有些患者可能症状较轻，而另一些患者则可能出现更严重的症状。如果怀疑骨折未能正常愈合，应及时咨询医生进行评估和治疗。

26 骨不连的早期迹象有哪些？

骨不连的早期迹象可能并不明显。因为在骨折初期，一些症状可能被认为是正常的骨折愈合过程的一部分。然而，如果存在以下迹象，应警惕骨不连的发生。骨不连的早期迹象主要包括以下几个方面：

（1）骨折愈合延迟：在骨折愈合过程中，若超过正常愈合时间(一般为 6 个月左右),骨折断端仍未出现骨痂或愈合不良,则可能是骨不连的早期表现。

(2)疼痛:骨折愈合后,若患者仍感到骨折部位疼痛、不适或压痛,尤其是活动时疼痛加剧,可能是骨不连的早期表现。

(3)局部肿胀:骨折愈合后,若患者仍感到骨折部位肿胀、淤血,可能是由于骨折断端未完全愈合,导致局部循环不良,淋巴回流受阻所致。

(4)功能受限:骨折愈合后,若患者仍感到关节活动受限、肌肉无力或行走不便等功能障碍,可能是由于骨不连导致骨骼支撑不足,影响关节的正常功能。

(5)影像学表现:X 线检查是诊断骨不连的主要方法。若在 X 线片上发现骨折断端无骨痂或骨痂很少,骨折线清晰可见,则可能是骨不连的早期表现。同时,MRI、CT 等影像学检查也可帮助确诊骨不连。

若出现以上迹象,建议及时就医,以便早期诊断和治疗骨不连。在骨折恢复过程中,患者应注意加强营养,避免过早负重和剧烈运动,定期复查 X 线片,以便及时了解骨折愈合情况。

 27 骨不连的诊断方法有哪些?

骨不连的诊断通常涉及临床评估和影像学检查,可能包括以下方法:

（1）病史和体格检查：医生会询问患者的病史，包括受伤的情况、骨折的类型、治疗过程和疼痛的特点。体格检查可用于评估骨折部位的疼痛、肿胀、稳定性和功能。

（2）X线检查：X线检查是诊断骨不连的首选方法。医生会查看愈合进程中的新骨形成、骨折线的清晰度和骨折端的变化。通常会在不同时间点进行X线检查，以便比较骨折愈合的进展情况。

（3）计算机断层扫描（CT）：CT检查可以提供更详细的骨骼图像，有助于评估骨折愈合的程度和骨折碎片的位置。

（4）磁共振成像（MRI）：MRI检查可以提供软组织和骨髓的图像，有助于识别骨折周围可能存在的问题，如骨髓炎或软组织损伤。

（5）骨扫描：骨扫描使用放射性示踪剂来评估骨骼的新陈代谢活动，可以显示出骨折愈合过程中的异常。

（6）实验室检查：血液检查可以帮助识别可能影响骨折愈合的全身性疾病，如营养不良、代谢疾病或感染。

（7）生物力学测试：在某些情况下，可能需要进行力学测试来评估骨折部位的稳定性和承重能力。

（8）诊断性骨刺激：在某些情况下，可能会进行骨刺激测试，通过手术切开骨折部位，观察骨折断端的血液供应和愈合潜力。

综合这些检查结果，医生可以确定骨折是否发展为骨不连。骨不连的确诊通常是基于骨折愈合停滞的临床和影像学证据，尤其是在充分的时间和适当治疗后仍未见明显愈合的情况。

　　骨不连是指骨折后骨头没有正常愈合的情况。虽然没有专业的自我检测方法可以确诊骨不连，但患者可以留意一些迹象和症状，这些可能表明骨折愈合过程中存在问题。如果怀疑骨不连，应咨询医生并进行专业评估和诊断。以下是一些可能提示骨折愈合问题的迹象：

　　（1）持续性疼痛：骨折部位的持续性或加剧的疼痛可能是愈合不良的迹象。

　　（2）活动受限：如果骨折影响了关节，持续的活动受限或关节僵硬可能表明骨折没有正确愈合。

　　（3）肿胀：骨折部位的持续肿胀或肿胀没有明显减退可能是骨不连的迹象。

　　（4）异常活动：在骨折部位感觉到异常移动或不稳定性可能意味着骨头没有正确愈合。

　　（5）变形：骨折部位的明显变形或异常排列可能表明骨头愈合不当。

　　（6）功能受损：如果受伤肢体的功能没有恢复，比如不能承重或正常使用，这可能是骨不连的信号。

　　如果注意到以上任何症状，或者有其他关于骨折愈合的担忧，应尽快咨询医生。医生可能会建议进行 X 线检查或其他影像学检查来评估骨折的愈合情况，并提供相应的治疗建议。自我检测不能替代专业的医疗评估,因为骨不连的确诊需要综合病史、临床检查和影像学检查的结果。

29 骨不连的疼痛特点是什么?

骨不连的疼痛特点可能包括以下几点:

(1)持续性疼痛:患者可能会感受到持续不断的疼痛,尤其是在受伤部位。

(2)活动时加剧:活动或承重时,疼痛可能会加剧,因为骨折部位未能正确愈合,无法正常分担压力。

(3)局部触痛:骨不连的区域可能在触摸时产生疼痛。

(4)肿胀和炎症:受伤部位可能会持续或反复出现肿胀,这通常伴随着疼痛。

(5)不稳定感:由于骨折未愈合,患者可能会感到受伤肢体的不稳定,这种不稳定感可能伴随着疼痛。

(6)功能受限:由于疼痛和不稳定,骨不连可能导致肢体功能受限,比如移动范围的减小。

(7)夜间疼痛:一些患者可能在夜间或休息时感到疼痛加剧。

(8)间歇性疼痛:骨不连可能导致疼痛的间歇性出现,有时候疼痛可能会突然加剧。

骨不连的疼痛特点可能因人而异,并且与骨折的具体位置、类型及个体的痛觉敏感度有关。如果疼痛持续存在或影响日常生活,患者应寻求医疗帮助。医生可能会通过 X 线、CT 或 MRI 等影像学检查来评估骨折愈合情况,并根据需要提供治疗建议。

30 骨不连是否会导致肿胀?

骨不连会导致肿胀,尽管这不是所有情况下都会发生的症状。以下是骨不连可能导致肿胀的一些原因:

(1)炎症:骨折未愈合的区域可能会持续存在炎症反应,这种炎症可能导致周围组织肿胀。

(2)血液循环受阻:骨不连可能影响局部血液循环,导致液体积聚和肿胀。

(3)活动限制和肢体使用减少:由于疼痛和功能受限,患者可能减少使用受影响的肢体,这会降低肌肉泵的效率,进而可能导致肿胀。

(4)感染:在某些情况下,骨不连可能与感染有关,尤其是在开放性骨折或手术后。感染可以引起显著的肿胀、发红、发热和疼痛。

(5)软组织损伤:骨不连通常与软组织损伤相伴随,这些损伤可能导致肿胀和疼痛。

肿胀可能是骨不连的一个标志,但也可能是其他问题的征兆,如血栓病、肿瘤或其他疾病。如果患者出现肿胀,应及时就医以明确原因并接受适当治疗。医生可能会建议进行影像学检查（如 X 线、CT 或 MRI 检查）来评估骨折愈合情况，并可能需要其他检查来排除其他潜在原因。

31 感染性骨不连有什么特点？

感染性骨不连是一种骨折愈合异常的情况，其中骨折部位发生感染，导致骨折无法正常愈合。这种类型的骨不连具有以下一些特点：

（1）延迟愈合或无愈合：感染干扰了骨折的自然愈合过程，导致骨折愈合延迟或完全不愈合。

（2）疼痛：患者可能会经历持续的、难以控制的疼痛，这种疼痛可能比非感染性骨不连更为严重。

（3）红肿：感染区域可能会出现显著的红肿，这是由局部炎症和感染反应导致的。

（4）排脓：感染性骨不连可能会有脓液从骨折部位排出，这可能通过皮肤的窦道或伤口表现出来。

（5）发热和全身症状：感染可能导致患者发热，甚至出现全身性感染症状，如寒战和乏力。

（6）局部温度升高：感染区域的温度可能会比周围组织高，这是由感染和炎症反应导致的。

（7）骨质破坏和死骨形成：在严重的感染性骨不连中，可以通过影像学检查（如 X 线、CT 或 MRI 检查）观察到骨质的破坏和死骨（坏死骨折片）的形成。

（8）实验室检查异常：血液检查可能显示白细胞计数增高、C 反应蛋白（CRP）和红细胞沉降率（ESR）升高，这些都是感染的标志。

感染性骨不连的治疗通常更为复杂，需要综合治疗策略，包括抗生素治疗以控制感染，清创手术以去除感染组织和坏死骨，以及可能的骨重建手术来恢复骨骼的结构和功能。治疗可能需要较长时间，并且需要密切监测感染的控制情况和骨折愈合的进展。

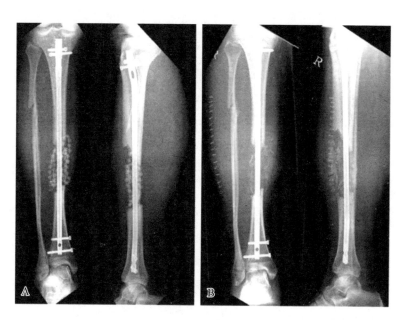

胫骨感染性骨不连

A：清创，植入抗生素骨水泥珠链；B：感染控制后，局部植骨

32 儿童和成人的骨不连有何不同？

儿童和成人的骨不连并无本质区别，都是指骨折断端在治疗后没有如期愈合，形成不愈合的状态。然而，儿童和成人在发生骨不连的原因、治疗方法及康复周期等方面都存在一定的差异。

（1）发生原因：儿童骨不连发生的原因主要包括骨骼发育未成熟、骨质软、生长板未闭合等。而成人的骨不连则主要是由于骨质疏松、营养不良、骨折断端血液供应不足、感染等因素导致。

（2）治疗方法：对于儿童骨不连，治疗方法主要包括手法复位、外固定、手术复位等。而成人的骨不连则可能需要采用石膏固定、手术复位、植骨等治疗方法。

（3）康复周期：儿童骨不连的康复周期一般比成人短，因为儿童的骨骼生长速度快，有一定的自我修复能力。而成人的骨不连则可能需要较长时间的治疗和康复，部分患者甚至需要进行多次手术和长期的康复训练。

因此，在治疗骨不连时，应根据患者的具体情况和医生的建议，选择合适的治疗方法和康复计划。

33 脊柱的骨不连有何特殊之处？

脊柱的骨不连相较于其他部位的骨不连更为复杂和特殊，主要表现在以下几个方面：

（1）手术治疗难度较大：脊柱骨不连的手术治疗涉及脊髓和神经根的暴露和保护，因此手术难度较大，对医生的技术要求较高。

（2）容易引发神经损伤：脊柱骨不连往往伴随着神经损伤，如脊髓、马尾神经或神经根的损伤，因此在治疗时需要注意保护神经功能，以免导致不可逆的损伤。

（3）影响脊柱稳定性：骨不连会导致脊柱不稳定，对患者的活动能力和生活质量造成严重影响。同时，不稳定的脊柱也会加速骨不连的进展。

（4）并发症较多：脊柱骨不连的并发症较多，如感染、愈合不良、脊髓压迫等，需要积极预防和治疗。

（5）对患者心理影响较大：由于脊柱是人体的支柱结构，因此脊柱骨不连对患者的生活和工作产生的影响较大，容易导致患者产生焦虑、抑郁等心理问题。

因此，针对脊柱骨不连的治疗需要综合考虑患者的具体情况，采用个体化的治疗方案，包括合适的手术方法和康复训练，以最大程度地恢复患者的脊柱功能，减少并发症的发生。同时，患者和医生需要密切配合，进行长期的康复和管理，以促进脊柱骨不连的愈合，提高患者生活质量。

34 糖尿病患者与骨不连相关的特点有哪些?

糖尿病患者与骨不连相关的特点与糖尿病本身导致的身体变化和并发症有关。以下是糖尿病患者与骨不连相关的一些常见特点:

(1)骨折愈合时间延长:糖尿病患者的骨折愈合过程通常比非糖尿病患者更慢,这可能导致骨不连的风险增加。

(2)血糖控制不良:血糖水平的波动和长期的高血糖状态可能会干扰骨折的愈合过程,因为高血糖会影响血液循环,减少骨折部位的血流,从而影响愈合。

(3)感染风险增加:糖尿病患者的免疫系统功能减弱,更容易发生感染,包括骨折部位的感染,这可能进一步延迟愈合或导致感染性骨不连。

(4)微血管病变:糖尿病患者可能存在微血管病变,这会影响血液循环,减少骨折部位的血液供应,进而影响愈合。

(5)神经病变:糖尿病神经病变可能导致患者对疼痛的感觉减弱,这可能导致患者在骨折后不易察觉疼痛,从而延迟治疗和愈合。

(6)软组织并发症:糖尿病患者可能伴有其他软组织并发症,如皮肤溃疡,这些并发症可能与骨不连有关。

治疗糖尿病患者的骨不连需要综合管理,包括严格控制血糖水平、使用适当的抗生素以治疗感染、改善局部血液供应,以及可能的外科干预，如骨移植、内固定或其他形式的外科重建。此外，患者的整体健康状况和生活方式的改善也对促进骨折愈合至关重要。

第三篇
骨不连的并发症

35 长期的骨不连会有哪些并发症?

长期的骨不连可能会导致以下并发症:

(1)疼痛:由于骨折没有愈合连接,骨折处不稳定,断端会出现移位,局部神经被牵拉刺激,产生疼痛。

(2)不能负重:骨折没有愈合连接,如果是股骨头、胫骨、腓骨、桡骨远端等部位的骨折,可能会使下肢、手部不能负重,影响行走或使手部不能提重物。

(3)跛行:如果骨折不严重,愈合欠佳,下肢不能负重行走后可能会导致跛行,甚至不能行走。

(4)神经血管损伤:骨不连会刺激骨折处的神经、血管、肌肉,出现麻木、疼痛、肿胀,严重的情况下可能导致肌肉萎缩、肢体变形。

(5)感染:长期骨不连可能会增加感染的风险,因为细菌可能在骨折断端周围定植。

(6)假关节形成:长期骨不连可能会导致骨折断端附近的骨质疏松和骨硬化,从而导致假关节形成。

（7）肌肉萎缩和骨质疏松：长期骨不连可能会导致周围的肌肉萎缩和骨质疏松，因为骨折断端长期不稳定会刺激肌肉和骨骼的适应性改变。

因此，对于长期骨不连的患者，建议尽早就医，采取积极的治疗措施，以避免这些并发症的发生。

36 骨不连会引起哪些身体功能障碍？

骨不连会引起多种身体功能障碍，具体包括：

（1）活动限制：由于骨折未能愈合，患者可能无法正常使用受伤的肢体，导致活动范围受限。

（2）肌肉萎缩：长期活动受限或不使用受影响的肢体可能导致肌肉萎缩和力量下降。

（3）关节僵硬：骨不连可能导致邻近关节的僵硬和功能丧失，特别是如果骨折附近的关节长期不活动。

（4）畸形：骨折未能正确愈合可能导致肢体畸形，影响肢体对称性和功能。

（5）步态异常：下肢骨不连可能导致步态异常，因为患者为了减轻疼痛可能会改变行走方式。

（6）负重困难：特别是在下肢骨不连的情况下，患者可能无法承受正常的体重，导致行走和站立困难。

（7）骨质疏松：长期活动限制和负重减少可能会导致骨质流

失,增加骨折风险。

骨不连的治疗目的是促进骨折愈合,减轻疼痛,恢复肢体功能和活动能力。治疗可能包括手术干预、物理治疗、使用骨生长刺激设备及其他支持性治疗。

 骨不连是否会影响关节?

骨不连会对关节造成影响并产生多种危害,包括:

(1)骨不连会导致关节僵硬,因为骨不连的部位长期得不到活动和锻炼,影响关节的正常活动。

(2)骨不连也可能会影响关节的稳定性。如果骨不连发生在关节附近,它可能会导致关节的不稳定,从而影响关节的正常功能。

(3)骨不连的治疗也可能对关节产生影响。例如,手术治疗骨不连可能会对周围的软组织造成损伤,这可能会导致术后疼痛和关节僵硬。

(4)骨不连还会刺激骨折处的神经、血管、肌肉等组织,产生疼痛、肿胀、肌肉萎缩、肢体变形等一系列问题。这些都会对患者的日常生活和工作产生极大的影响。

因此,骨不连会对关节产生不良的影响,这需要根据具体情况进行评估和治疗。建议在医生的指导下进行治疗和康复锻炼,以最大程度地恢复关节的功能。

38 骨不连是否影响骨的韧性?

骨不连是指骨折后未能正常愈合的情况。骨的韧性是指骨骼在受到冲击或压力时能够吸收能量并抵抗断裂的能力。骨不连可能会对骨骼的结构完整性和机械特性产生负面影响,包括其韧性。

发生骨不连时,骨折部位没有形成足够的新骨组织来稳定和连接断裂的骨端。这种情况下,骨折部位的结构强度会降低,使得骨骼不能正常承受压力和负载。因此,骨不连会减少骨折部位的韧性,使其更容易在未来受到损伤。

在骨不连的情况下,骨折部位可能会形成纤维性连接或假关节,这些结构相比正常愈合的骨骼要脆弱得多,不具备正常骨骼的韧性和承载能力。

治疗骨不连的目的是通过手术或其他治疗方法促进骨折愈合,恢复骨骼的正常结构和机械特性,包括其韧性。这可能涉及使用骨移植、骨刺激器或其他治疗手段来促进骨折部位的愈合。成功的治疗可以帮助骨骼恢复正常的功能和韧性。

39 骨不连对周围肌肉有何影响?

骨不连对周围肌肉的影响可以是多方面的,包括:

（1）肌肉萎缩：由于骨折未能愈合，患者可能会减少使用受影响的肢体，以避免疼痛和进一步损伤。长期不使用或不负重可能导致肌肉萎缩，也就是肌肉体积和力量的减少。

（2）肌肉弱化：肌肉由于不被充分使用，可能会丧失其原有的力量和耐力，这会影响整个肢体的功能。

（3）关节僵硬和功能障碍：肌肉和肌腱的紧张度可能会因为长期缺乏活动而改变，导致关节僵硬和活动范围受限，这可能会进一步降低肢体的功能性。

（4）疼痛和不适：周围肌肉可能会因为过度紧张或尝试稳定不稳定的骨折部位而产生疼痛和不适。

（5）代偿性变化：为了适应骨折部位的不稳定性，周围的肌肉可能会发生代偿性变化，这可能导致肌肉使用模式的改变，从而影响整个肌肉组织的平衡。

（6）血液循环受限：骨不连可能导致患肢的血液循环受限，这可能会影响肌肉的营养供应和废物清除，从而影响肌肉的健康和恢复能力。

治疗骨不连时，通常还会采用康复疗法来减轻对肌肉的负面影响。这些疗法可能包括渐进性的肌肉强化练习、伸展和活动范围练习以及其他策略，以维持或改善肌肉的力量和功能，同时减少肌肉萎缩和僵硬。

40 骨不连对生活质量的长期影响是什么？

骨不连对生活质量的长期影响主要包括以下几个方面：

（1）疼痛：由于骨折没有愈合连接，骨折处不稳定，断端会出现移位，局部神经被牵拉刺激，产生疼痛。这种疼痛可能会持续数月甚至数年，影响患者的日常生活和工作。

（2）功能障碍：骨不连会导致骨折部位的功能受限，如股骨头、胫骨、腓骨、桡骨远端等部位的骨折。这些骨折可能导致患者无法行走、手部无法持重、肩部无法抬起等，影响患者的日常生活和心理健康。

（3）社交隔离：骨不连患者可能需要长时间卧床休息，这可能导致社交隔离和心理压力。长期缺乏运动和社交活动可能导致身体机能下降和情绪低落，对患者的生活质量造成严重影响。

（4）经济负担：骨不连通常需要长时间的治疗，可能需要多次手术治疗和康复训练。这些治疗不仅需要大量的医疗资源和经济支出，而且可能导致患者无法工作，增加家庭的经济负担。

（5）心理负担：骨不连可能导致患者对疾病的恐惧和焦虑，对自己的身体状况感到担忧和不安。这些心理负担可能会进一步影响患者的日常生活和心理健康。

综上所述，骨不连对生活质量的长期影响是复杂的，包括疼痛、功能障碍、社交隔离、经济负担和心理负担等多个方面。因此，对于骨不连患者，需要提供全面的治疗和护理，包括药物治疗、手术治疗、康复训练、心理支持和社交支持等,以改善患者的生活质量。

 骨不连会引起哪些心理问题?

骨不连会引起许多心理问题,包括:

(1)骨不连通常会导致疼痛和不适,这会对患者的情绪产生负面影响,使患者感到焦虑、不安和烦躁。

(2)骨不连的治疗周期较长,患者需要反复接受治疗和检查,这会对患者的日常生活和工作产生影响,使患者感到不便和无助。

(3)骨不连会对患者的形象和自尊心产生影响,使患者感到自卑和沮丧。特别是对于年轻患者,骨不连产生的负面影响会使他们失去对未来的信心和勇气。

(4)骨不连还可能导致患者的社交能力和兴趣爱好受到影响,使患者感到孤独和无趣。同时,骨不连也会对患者的睡眠质量产生影响,使患者感到疲倦和乏力。

(5)骨不连会对患者的心理健康产生负面影响,甚至发生焦虑和抑郁。这种情况需要医生及时采取心理治疗措施,帮助患者调整心态,增强信心和勇气,以应对骨不连带来的心理压力。

42 骨不连对生育有无影响?

骨不连本身对生育没有直接影响,但是可能会影响患者的身体状况和生育能力。原因主要有:

(1)骨不连会导致骨骼疼痛、畸形等问题,影响患者的活动能力和生活质量。如果骨不连得不到及时治疗,会导致患者长期疼痛和功能障碍,从而影响患者的生殖器官功能,降低生育能力。

(2)骨不连患者往往需要进行长期治疗和康复训练,这些治疗和康复训练可能会影响患者的生育计划。例如,一些治疗方法可能会影响患者的月经周期,从而影响生育能力。同时,长期的康复训练也可能会使患者错过最佳的生育年龄。

(3)骨不连患者往往需要使用一些药物进行治疗,如非甾体抗炎药、抗生素等。这些药物可能会对患者的生育能力产生负面影响,如影响精子数量和质量、降低受孕率等。

因此,骨不连患者应在医生的指导下进行治疗和康复训练,同时要注意制定合理的生育计划,避免药物对生育能力产生负面影响。如果骨不连患者存在生育困难或其他生殖健康问题,应及时向医生寻求帮助。

43 骨不连是否会导致身高减少?

骨不连通常不会导致身高减少。身高减少通常是由于骨质疏松、椎体压缩性骨折等原因引起的。而骨不连是指骨折断端没有完全愈合,但并不直接影响身高。

然而,骨不连可能会导致疼痛、活动受限等症状,从而影响患者的姿势和步态,这可能会给人一种身高减少的错觉。此外,如果骨不连发生在脊柱等部位,也可能会对身高造成一定的影响。

如果出现身高减少的情况,建议及时就医,进行相关检查和治疗。

44 骨不连如何影响局部血液循环?

骨不连可能会对局部血液循环产生影响,但影响的程度和方式可能因个体差异和病情严重程度而异。

骨不连指的是骨折断端无法正常愈合,而骨折断端长时间不愈合可能会导致局部血液供应不足。这可能引发一些不良后果,如肌肉萎缩等。此外,骨不连还可能导致疼痛和炎症反应,这也会对血液循环造成一定的影响。在一些特定的情况下,骨不连可能会直接压迫血管或神经,导致血液流通受阻或神经传导受阻。这可能会引发一系列并发症,如肌肉萎缩、骨质疏松等。

需要注意的是，骨不连对血液循环的影响并非一定是负面的。在某些情况下，骨不连可能会刺激机体产生一些代偿性的适应反应，从而改善局部血液循环。

因此，针对骨不连的治疗应根据个体差异和病情严重程度来制定个性化的方案。对于已经出现血液循环障碍的骨不连患者，应及时就医并采取相应的治疗措施，以防止病情恶化。

45 骨不连是否会影响神经功能？

骨不连本身通常是指骨折愈合过程中的延迟或失败，它不直接影响神经功能。然而，骨折的位置和类型，以及骨不连可能导致的结构变化，有时可以间接影响神经功能。以下是一些可能的情况：

（1）压迫神经：如果骨不连导致骨骼结构的错位或变形，这可能会压迫邻近的神经，从而引起疼痛、麻木、刺痛或肢体功能减退。

（2）原始骨折影响：有时候，骨折本身可能会损伤周围的神经。即使骨折发展为骨不连，原始的神经损伤可能会持续存在，从而影响神经功能。

（3）血液循环受影响：骨不连可能与血液循环问题有关，这可能会影响到肢体的神经营养供应，尤其是在长时间未得到妥善治疗的情况下。

（4）骨组织增生：在某些骨不连的情况下，可能会出现骨组织的增生，这种额外的骨组织有可能对邻近的神经造成压力。

（5）手术治疗：治疗骨不连可能需要手术，手术过程中潜在的风险可能影响神经，尽管医生通常会尽量加以避免。

如果患者经历了骨不连并出现了神经功能障碍的症状，如感觉异常、疼痛、肌肉无力或肢体功能减退等，应寻求医疗帮助。医生可能会建议进行神经学评估和相应的影像学检查，以确定是否存在神经受压或其他神经损伤，并制定合适的治疗计划。

46 骨不连对皮肤有何影响？

骨不连对皮肤的影响主要有以下几个方面：

（1）皮肤肿胀：骨不连后，由于骨折断端血液供应不足、炎症反应等原因，可能导致皮肤软组织出现明显的肿胀感。这可能会引起疼痛、压痛、瘙痒等症状，影响患者的舒适度和生活质量。

（2）皮肤感觉异常：骨不连可能导致骨折部位的神经受损，从而影响皮肤的感觉功能。患者可能会出现骨折部位麻木、感觉减退、感觉过敏等症状，影响患者的日常生活和康复。

（3）皮肤破溃：在某些情况下，由于骨不连导致骨折断端分离、错位，可能会对周围的皮肤产生压迫或摩擦，导致皮肤破溃。这可能会引起疼痛、出血、感染等问题，需要及时就医进行处理。

（4）皮肤感染：骨不连发生后，由于局部血液循环不良，可能导致皮肤抵抗力下降,容易受到细菌、真菌等感染。这可能会引发皮肤炎症、感染等问题,需要加强护理和预防。

综上所述,骨不连对皮肤的影响是多方面的。因此,在骨折治疗过程中,需要注意皮肤的情况,加强护理和预防,以避免或减轻骨不连对皮肤的影响。

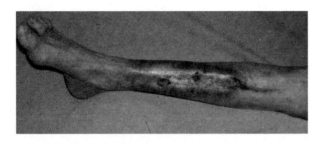

感染性骨不连皮肤破溃

47 骨不连是否会引起温度敏感?

骨不连通常不直接引起温度敏感,但某些与骨折或骨不连相关的情况可能会导致患者对温度变化更为敏感,具体如下:

(1)血液循环问题:骨折和骨不连可能影响受伤区域的血液循环,这可能导致温度调节问题,使得患者在冷热环境下感到不适。

(2)神经损伤:如果骨折导致邻近神经的损伤,这可能会影响神经的感觉功能,包括温度感知。因此,患者可能会对温度变化更敏感,或者出现异常的温度感觉,如热感或冷感。

（3）炎症反应：骨折和骨不连周围的炎症反应可能会导致患部温度升高，使得患者对温度变化更为敏感。

（4）复杂性区域疼痛综合征：在一些骨折后，特别是手臂或腿部的骨折后，患者有时会发展出一种称为复杂性区域疼痛综合征(CRPS)的临床综合征。这是一种慢性疼痛症状，其中一个常见特征是对温度变化(特别是冷)的异常敏感。

如果骨不连的患者体验到温度敏感或其他异常感觉，应咨询医生以进行评估。医生可能会进行详细的检查和可能的测试，以确定温度敏感的原因，并据此提供适当的治疗建议。

第四篇
骨不连的治疗

48 骨不连是否会自然愈合？

骨不连一般不会自然愈合。骨不连是指骨折后骨组织无法正常愈合的现象，通常是由于骨折断端血液供应不足、骨折固定不牢固、营养不良、感染等原因导致的。如果不采取积极治疗，骨不连可能会导致骨折断端不稳定，影响正常的功能。

在多项研究中，对于骨不连的患者，采取了一系列针对骨折的积极治疗，在观察了较长的时间后，如9个月之后，发现了骨折处仍然不能够愈合的情况。这种情况下一般不会自然愈合。

因此，骨不连需要积极治疗。患者应选择合适的医院和医生，接受专业的诊断和治疗，以促进骨折愈合和恢复正常的功能。

49 怎样的固定方法可以降低骨不连的风险？

为了降低骨不连的风险，以下是一些常用的固定方法：

（1）钢板固定：钢板固定是骨折固定的一种常用方法。通过在骨折部位植入钢板来固定骨折两端,可以有效地防止骨折移位和骨不连的发生。

(2)髓内钉固定:髓内钉固定是通过将一根或多根髓内钉插入骨髓腔,通过固定骨折两端来达到治疗目的。这种固定方法对骨折部位的血液供应干扰较小,同时具有较好的支撑和抗折弯作用。

(3)外固定架固定:外固定架固定是在骨折部位的外侧安装一个固定架,通过调节固定架的长度和角度来达到治疗目的。这种固定方法对骨折部位的血液供应干扰较小,同时可以避免手术对骨折周围软组织的损伤。

(4)石膏固定:石膏固定是通过在骨折部位周围制作石膏模型,将骨折部位固定在正确的位置上。这种固定方法对骨折部位的血液供应干扰较小,同时可以避免手术对骨折周围软组织的损伤。

这些固定方法都可以降低骨不连的风险,具体选择哪种方法需要根据患者的具体情况和医生的建议来确定。同时,在接受骨折治疗期间,患者还需要积极配合医生的治疗方案,进行功能锻炼和康复训练,以促进骨折愈合和恢复。

 骨不连的最佳治疗时间是什么时候?

骨不连的最佳治疗时间是在确诊后尽快进行。

骨折正常愈合时间大约为 6 个月,如果 6 个月后骨折断端仍无愈合为延迟愈合,若 9 个月后骨折断端仍无连续性骨痂形成则定为骨不连。对于骨不连的治疗,最佳时间是确诊后立即开始,否则患处会持续性疼痛,还可能会形成肌肉萎缩、活动受限、负重功能丧失、骨质疏松等,不利于患者的身体健康和生活质量。

51 骨不连的治疗方法有哪些?

骨不连的治疗方法取决于多种因素,包括骨不连的类型、位置、患者的整体健康状况及骨折的原始情况。以下是治疗骨不连的一些常用方法:

(1)保守治疗

物理治疗:在专业指导下,通过康复锻炼来增加血液流动,促进愈合。

使用止痛药物:止痛药物可以缓解骨不连可能引起的疼痛。

(2)外科治疗

内固定:使用钢板、螺钉、髓内钉等内固定装置来稳定骨折部位。

外固定:使用外固定器等来稳定骨折部位。

骨移植:使用自体骨(患者自己的骨)或异体骨(来自捐赠者的骨)来促进骨折愈合。

骨刺激:使用外部骨生长刺激器,其低强度脉冲超声或电磁场可刺激骨折愈合。

骨形成蛋白：利用生物工程技术，如使用骨形成蛋白（BMP）来促进骨生成。

血管化骨移植：使用带有自己血管的骨移植来增加愈合的可能性。

（3）生物治疗

干细胞治疗：使用干细胞来促进骨折愈合。

富血小板血浆（PRP）：使用富含生长因子的患者自己的血液成分来刺激愈合。

（4）改变生活方式

戒烟：吸烟会降低骨折愈合的速度。

营养改善：确保饮食中有足够的蛋白质和必需的维生素、矿物质，如钙和维生素 D，来促进骨折愈合。

（5）**药物治疗**：骨代谢药物，如双膦酸盐类药物或其他药物可能有助于治疗某些类型的骨不连。

治疗骨不连的最佳方法应由骨科专家根据患者的具体情况来确定。重要的是要密切跟踪治疗进展，并在整个愈合过程中与医疗团队保持沟通。

 哪种治疗方法对骨不连效果最好？

对于骨不连的治疗，需要根据患者的具体情况选择合适的治疗方法。一般来说，手术是治疗骨不连的主要手段，包括植骨术、内固定术和外固定术等。其中，植骨术是治疗骨不连最常用的方法，可以有效地促进骨折愈合。内固定术和外固定术则根据骨折程度的不同进行选择，术后要定期换药，并密切监测病情，预防继发性感染。

除了手术治疗外，物理治疗和药物治疗也是治疗骨不连的辅助手段。物理治疗包括电刺激、体外冲击波、高压氧等，可以促进骨折断端的血液循环，增加骨折断端的营养供给，从而有利于骨折愈合。对于感染性骨不连，则需要在医生的指导下使用抗生素，如常用的头孢类抗生素、喹诺酮类抗生素等，能有效控制感染，减轻炎性反应。

总体来说，对于骨不连的治疗，需要综合考虑患者的具体情况，选择合适的治疗方法，同时需要多科室协作，包括骨科、康复科、物理治疗科等，以期达到最好的治疗效果。

53 骨不连的手术治疗是如何进行的？

骨不连的手术治疗通常包括以下步骤：

（1）完善相关检查：进行全面的体格检查和实验室检查，以了解患者的整体情况和营养状态，排除其他潜在疾病。

（2）重新固定骨折断端：根据骨折部位和类型选择合适的内固定或外固定物，将骨折断端对接稳定，以提供良好的骨折愈合环境。

（3）清理病变组织：清除骨折断端的感染病灶，切除感染骨质及周边软组织，防止感染复发。

（4）骨移植或骨搬运：如果骨缺损较大，可能需要进行骨移植或骨搬运手术。骨移植可以取自体骨，也可以使用人工骨或复合材料进行填充。骨搬运可以通过手术将健侧或远端的骨组织移至患处，以促进骨折愈合。

（5）植入抗生素骨水泥：在骨缺损区域内植入抗生素骨水泥，可以起到局部抗菌和支撑的作用，同时为骨折愈合提供良好的环境。

（6）术后处理：术后辅助敏感抗生素输注治疗，定期复查，待感染控制（血常规指标、红细胞沉降率、炎症因子水平正常）后，可逐渐进行功能锻炼，促进患肢功能恢复。

需要注意的是，具体的手术方法和步骤可能会因患者具体情况和医生经验而有所不同。在接受手术治疗前，患者应充分了解手术相关知识和风险，与医生充分沟通，并积极配合手术治疗。同时，患者术后也需要积极进行康复训练和定期复查，以确保治疗效果的最佳化。

54 外固定器对治疗骨不连有何益处？

外固定器是一种用于治疗骨折的医疗设备，其对于治疗骨不连的益处主要包括以下几点：

（1）提供稳定的固定：外固定器能够为骨折断端提供相对稳定的固定，避免骨折断端移动，从而有助于骨折愈合。

（2）矫正畸形：外固定器可以通过调整支架的位置和高度等方式，矫正骨折愈合过程中的畸形和移位。

（3）便于护理：相对于内固定器而言，外固定器通常更加方便护理，因为它不需要在皮肤内部植入支架等设备。

（4）减少感染风险：由于外固定器是一种外部装置，不在皮肤内部植入设备，因此减少了感染的风险。

（5）便于早期活动：使用外固定器可以允许患者在固定期间进行早期活动，从而有助于减轻疼痛和肿胀，同时也可以防止肌肉萎缩和关节僵硬。

需要注意的是，外固定器也存在一些缺点，如需要在皮肤外面钻孔等，可能会导致一些并发症，因此在选择使用外固定器治疗骨不连时需要综合考虑患者的具体情况。

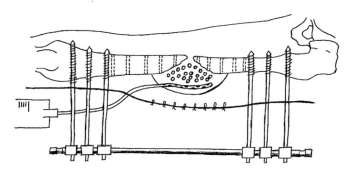

外固定器治疗骨不连

55 骨不连患者在哪些情况下需要更换内固定?

骨不连患者在以下情况下可能需要更换内固定:

(1)内固定失效:如果内固定不足以稳定骨折断端,导致骨折断端存在微动,可能会影响骨折的愈合。此时,需要更换更有效的内固定方式,以保持骨折断端的稳定。

(2)感染:如果骨不连是由感染引起的,需要清除感染灶并使用敏感的抗生素进行治疗。在这个过程中,可能需要取出原有内固定,更换固定方式,以利于感染控制和骨折的愈合。

(3)骨不连持续存在:如果经过一段时间的治疗后,骨不连仍然没有愈合的迹象,可能需要考虑更换内固定或其他治疗方式,以促进骨折的愈合。

(4)身体条件变化:如果骨不连患者存在营养不良、肥胖等健康问题及酗酒等不良生活习惯,或者长期服用某些药物,可能会影响骨折的愈合。此时,除改善患者的身体条件外,还需要更换更稳定的内固定,以促进骨折愈合。

需要注意的是,更换内固定是一项复杂的手术,最好由初次手术的医生进行,但如有不便,其他经验丰富的医生也是可以的。

56 骨不连治疗中使用的生物材料有哪些?

在骨不连的治疗中,使用的生物材料主要包括以下几种:

(1)自体骨:自体骨被认为是骨替代物的"金标准",是最常用的材料之一。医生将患者自身的骨从一个地方移至另一个地方(如从髂骨移至断裂部位)。因为这是自身的组织,所以不会有排斥反应,而且其中含有生长因子和骨细胞,有利于新骨的生长。

(2)异体骨:异体骨是由捐献者的骨头制成的一种生物材料,可以在一定程度上替代自体骨。异体骨经过处理后,可以去除其中的抗原和免疫活性物质,降低排异反应。

(3)人工合成骨:人工合成骨是一种理想的骨替代材料。它具有优异的物理和化学性能,可以模拟天然骨的结构和功能。

(4)生物活性物质:生物活性物质如生长因子、细胞因子等可以促进骨折愈合和骨再生。这些物质可以与生物材料结合使用,以提高治疗效果。

(5)纳米生物材料:纳米生物材料是一种新型的生物材料。它具有优异的生物相容性和机械性能,可以在一定程度上促进骨再生。

这些生物材料的使用需要根据患者的具体情况和医生的建议进行选择,以达到最佳治疗效果。

57 骨移植是如何帮助骨不连愈合的?

　　骨移植是一种用于治疗骨不连的常用方法,它通过将自体或异体骨组织移植到骨不连部位,以促进骨折愈合。骨移植通常与内固定一起使用,以提供更好的稳定性。骨移植可以起到以下作用:

　　(1)提供机械稳定性:在骨不连区域植入新的骨头,可以增加骨折部位的稳定性,防止骨折断端的进一步移位,为骨折愈合提供稳定的环境。

　　(2)骨诱导作用:植入的骨头中可能包含有活性的骨诱导因子,这些成分可以刺激周围组织的骨再生能力,促进骨折部位的愈合。

　　(3)骨传导作用:植入的骨头作为支架,可以引导新生骨组织按照正确的方向生长,形成连续的骨结构,从而恢复骨的正常功能。

　　(4)提供营养支持:移植的骨头中含有血管和骨髓组织,可以为骨折部位提供充足的营养和生长因子,有助于骨折的愈合。

　　自体骨移植是骨移植中最常用的一种方法,因为自体骨具有最好的愈合能力和最小的免疫排斥反应。自体骨可以从患者的髂骨、胫骨或肋骨等部位获取。异体骨移植是另一种常用的方法,它可以从捐献者身上获取,经过处理后用于治疗骨不连。

　　需要注意的是,骨移植并不是一种万无一失的治疗方法,它可能会引起一些并发症,如感染、排斥反应等。因此,在接受骨移植治疗前,患者应与医生充分沟通,了解治疗的风险和效果,并根据医生的建议进行治疗。

58 自体骨移植与异体骨移植有什么差别?

自体骨移植和异体骨移植在以下几个方面存在差异:

（1）供体来源:自体骨移植使用取自患者自身的骨骼,通常是取自肋骨、髂骨等部位。而异体骨移植则使用取自其他人的骨骼,经过一系列的处理和加工后形成移植材料。

（2）排斥反应:自体骨移植所用的骨头由于取自患者自身,因此不存在排斥反应,植入后容易成活。而异体骨移植所用的骨头由于是取自其他人的骨骼,虽然经过一系列的处理和加工,但仍存在一定的排斥反应风险。

（3）感染风险:自体骨移植使用的是患者自身的骨头,因此感染风险降低。而异体骨移植使用的是其他人的组织,感染风险较自体骨移植高,需要在手术前进行严格的检查和筛选。

（4）手术操作:自体骨移植和异体骨移植在手术操作上存在一定的差异。异体骨是从其他人的骨骼中提取并经过一系列的处理和加工后形成的移植材料,异体骨移植只需要将移植材料植于骨不连部位。而自体骨移植需要从患者自身其他部位凿取骨骼,再植入患处,对患者有额外的创伤。

（5）适应证和效果：自体骨移植和异体骨移植在适应证和效果方面也存在一定的差异。自体骨移植适用于自身骨骼质量较好、需要修复较大面积的骨缺损等情况，效果较好。而异体骨移植则适用于自身骨骼质量较差或需要修复较小面积的骨缺损等情况，效果相对较差。

总体而言，自体骨移植和异体骨移植在多个方面存在差异，需要根据患者的具体情况和医生的建议选择合适的手术方式。

59 自体骨移植有哪些优点？

自体骨移植有以下几个优点：

（1）生物相容性：自体骨移植一般不会产生免疫排斥反应，具有较好的生物相容性。

（2）骨诱导作用：自体骨移植能促进骨的再生和修复，具有骨诱导作用。

（3）骨传导作用：自体骨移植能提供良好的骨传导作用，促进骨的生长和修复。

（4）感染风险较低：自体骨移植感染风险较低，因为供体来自患者自身。

（5）费用较低：自体骨移植不需要购买异体骨等材料，费用相对较低。

需要注意的是，自体骨移植也存在一定的缺点，如取骨部位可能出现疼痛、感染等并发症。在选择自体骨移植时，需要综合考虑患者的具体情况和医生建议。

60 骨不连的治疗中，自体骨移植有哪些来源？

在骨不连的治疗中，自体骨移植是一种常用的方法。自体骨移植的骨头来源包括髂骨、肋骨、胫骨、腓骨、股骨等，具体来源需要根据患者的具体情况和医生建议来选择。

其中，髂骨是自体骨移植所用骨头的主要来源之一，具有丰富的骨松质和骨皮质，能够提供足够的骨量和良好的支撑力。胫骨和腓骨也是常用来源，可以提供一定量的骨松质和骨皮质。股骨也是来源之一，但一般不作为首选，因为股骨骨髓含量较多，可能影响移植效果。

需要注意的是，自体骨移植需要从患者自身取骨，因此手术过程中需要考虑供体部位的安全性和术后并发症的可能性。同时，在自体骨移植的过程中，还需要注意骨量的保存和加工处理，以保证移植的效果和质量。

61 显微外科技术在骨不连治疗中有什么应用？

显微外科技术是一项专门的外科技术，通过手术显微镜的放大作用,医生能够使用精细的显微手术器械及缝合材料对细小的组织进行精细手术。在骨不连的治疗中,显微外科技术有其独特的应用价值。

在骨不连的治疗中,显微外科技术可以根据个体情况选择适合的皮瓣、肌瓣、骨皮复合组织瓣等进行移植。这些移植物具有血液供应好、代谢率高、抗感染能力强的特点,因此不仅能够有效修复骨缺损,还能控制感染。这有助于改善患者的预后,提高患者的生活质量。

显微外科技术在骨不连治疗中的优势主要体现在手术次数少、治疗周期短以及功能恢复效果好等方面。相较于其他治疗方法,如骨搬运技术和骨诱导膜技术,显微外科技术无须长时间佩戴外固定支架,可减少患者的术后护理不便。同时,由于其精细的手术操作,显微外科技术能够更精确地修复骨与软组织缺损,有利于肢体功能的恢复。

然而,显微外科技术对医生的技术水平要求较高,需要医生具备扎实的显微外科功底。因此,在选择显微外科技术治疗骨不连时,需要确保医生具备相应的专业知识和技能。

总的来说,显微外科技术在骨不连治疗中具有广泛的应用前景和重要的临床价值。通过精细的手术操作和有效的组织修复,显微外科技术为骨不连患者提供了新的治疗选择,有助于改善患者的预后和提高生活质量。

62 骨不连再次手术有何风险？

骨不连再次手术的风险主要来自以下几个方面：

（1）感染风险：任何手术都存在感染的风险，骨不连的再次手术也不例外。如果手术过程中操作不当或者术后护理不到位，可能会导致手术部位感染，从而影响骨折愈合。

（2）出血风险：骨不连的再次手术需要更多的软组织剥离和骨骼处理，因此出血量可能会增加。如果术中止血不彻底或者术后活动过早，可能会导致术后出血。

（3）神经损伤风险：在处理骨骼的过程中，可能会损伤周围的神经组织，导致感觉和运动功能受损。

（4）植入物移位或断裂风险：骨不连的再次手术可能需要使用植入物来辅助骨骼愈合。如果植入物移位或断裂，可能会影响骨折愈合效果。

（5）骨髓炎风险：如果术后出现感染或者其他并发症，可能会导致骨髓炎等严重后果。

为了降低骨不连再次手术的风险，患者需要在术前了解手术风险和术后注意事项，并严格遵循医生的建议。同时，医生也需要在手术过程中严格遵守操作规范，减少手术并发症的发生。

63 经过手术治疗的骨不连的复发概率如何？

经过手术治疗的骨不连的复发概率取决于多种因素，包括患者的年龄、健康状况、骨折类型、手术方式、术后护理等。一般来说，经过正确的手术治疗和术后护理，骨不连的复发概率相对较低。

在手术方面，选择合适的手术方式对保证骨不连的治疗效果至关重要。常见的手术方式包括植骨、钢板内固定、髓内钉内固定等。医生会根据患者的具体情况选择最合适的手术方式，以最大程度地促进骨折愈合。

在术后护理方面，患者需要按照医生的建议进行科学、合理的康复训练，以促进骨折愈合和恢复。同时，患者还需要注意饮食、生活习惯等方面的事项，以降低感染等并发症的风险。

总体来说，经过手术治疗的骨不连的复发概率相对较低，但仍然存在一定的风险。因此，患者在术后需要密切关注骨折部位的恢复情况，及时与医生沟通并按照医生的建议进行术后护理和康复训练，以最大程度地降低复发风险。

64 是否有非手术方法治疗骨不连？

治疗骨不连的非手术方法主要包括以下几种：

（1）口服促进骨折愈合的药物：例如，可以使用特立帕肽，这是一种甲状旁腺激素的类似物，能够促进骨骼的合成代谢，有助于骨折愈合。

（2）物理疗法：使用电刺激、超声波刺激、体外冲击波、高压氧等。

电刺激：具有促进骨细胞增殖和分化的作用，可加速骨折愈合。目前临床上使用恒定直流电、脉冲电、电磁场与电场以及驻极体等。

超声波刺激：低强度的超声通过高频率声波对组织产生低水平压力而刺激骨折愈合。

体外冲击波：体外冲击波可能是通过刺激骨髓的成骨细胞来促进骨折愈合。

高压氧：高压氧可抑制破骨细胞的活动，减少骨吸收，加速骨再生及去除病变骨和死骨，从而促进骨折愈合。

这些非手术治疗方法在临床实践中取得了一定的疗效，但其应用及疗效有待进一步的临床证据支持。如果非手术治疗无法使骨折愈合，或者骨折断端存在严重移位、畸形等情况，手术治疗是必要的选择。

65 对于骨不连，物理疗法是否有效？

对于骨不连，物理疗法可以作为辅助治疗手段之一，但效果因个体差异而异。

一般来说,物理疗法可以促进血液循环、缓解疼痛、减轻炎症反应等。具体来说,物理疗法可以通过红外线、微波等手段来促进血液循环,从而增加骨折部位的营养和血液供应,促进骨折愈合。此外,物理疗法也可以通过消炎、镇痛、缓解肌肉紧张等作用来减轻患者的疼痛和炎症反应,从而有利于骨折的愈合和康复。

然而,需要注意的是,物理疗法的具体效果取决于患者的个体差异以及治疗方法和剂量的不同。一些患者可能对物理疗法比较敏感,效果较好;而另一些患者则可能对物理疗法不敏感,效果较差。因此,骨不连患者在采用物理疗法时,应根据自身情况和医生建议来选择合适的物理疗法,以达到最佳的治疗效果。

66 电刺激如何帮助治疗骨不连?

电刺激可以帮助治疗骨不连。

骨折愈合是一个复杂的过程,其中包括细胞分裂、增殖、分化和基质的合成。在这个过程中,生物电信号在骨折愈合中起着重要的作用。研究表明,电刺激可以促进骨折愈合,这主要归功于以下几个方面:

(1)电刺激可以促进成骨细胞的增殖和分化,从而加速骨折愈合过程。

(2)电刺激可以促进骨基质的合成,从而增强骨折断端的稳定性。

（3）电刺激可以抑制破骨细胞的活性，从而减少骨吸收，防止骨萎缩。

对于骨折患者来说，选择适合自己的电刺激方式是非常重要的，这样可以更快地促进骨折愈合。同时，对于骨折患者的护理也非常重要，如定期检查、合理饮食、适度锻炼等，这些都可以帮助患者更快地恢复健康。

总之，电刺激是治疗骨不连的有效方法之一，它可以帮助骨折患者更快地恢复健康，减少并发症的发生。

67 生物因子疗法如何帮助治疗骨不连？

在骨不连的治疗中，生物因子疗法主要是利用自体血液中的生长因子来促进骨折愈合。

具体来说，在骨折愈合的过程中，血小板和纤维蛋白在炎症期形成血肿，这些血肿中含有多种生长因子，如转化生长因子、血小板衍生生长因子等，这些因子可以促进骨折愈合。生物因子疗法就是利用这一机制，将患者的血液收集起来，通过离心、分离等步骤，提取出血液中的生长因子，将其注入骨折部位，从而促进骨折愈合。这种治疗方法的主要优点是利用患者自身的生长因子，不会产生免疫排斥反应，同时还可以促进骨折部位的血液供应，加速骨折愈合。

总的来说,生物因子疗法是一种安全、有效的治疗方式,可以用于治疗各种类型的骨不连。不过,具体的治疗方案还需要根据患者的具体情况来确定,建议患者在医生的指导下进行治疗。

68 超声波刺激如何帮助治疗骨不连?

超声波刺激可以帮助治疗骨不连,其主要原理如下:

(1)超声波可以产生低强度机械振动,这种振动可以促进骨折部位的血液供应和营养物质交换,进而加速骨折愈合过程。

(2)超声波可以刺激成骨细胞的活动和增殖,从而促进骨折断端的稳定和愈合。

(3)超声波可以促进骨折部位的胶原蛋白合成和细胞外基质沉积,这些物质对于骨折愈合非常重要。

(4)超声波还可以抑制破骨细胞的活动,从而减少骨吸收,防止骨萎缩。

在实际操作中,超声波刺激需要使用专门的仪器,并由专业医务人员进行操作。具体操作方法是将超声波探头放置在骨折部位附近,通过耦合剂将超声波能量传递到骨折部位。每天治疗一次,每次20分钟左右,连续治疗一段时间后,可以明显加速骨折愈合过程。

需要注意的是,超声波疗法并非适用于所有类型的骨折,对于一些特殊类型的骨折,如粉碎性骨折或伴有感染的骨折等,可能不适宜使用。此外,超声波刺激的剂量和频率需要由专业医生根据患者的具体情况来确定和调整。

69 高压氧如何帮助治疗骨不连?

高压氧是一种有效的辅助治疗骨不连的方法,具体如下:

(1)高压氧可以增加骨胶原蛋白的合成,促进骨痂内钙磷元素的增多,从而起到成骨作用,促进骨折愈合。

(2)高压氧可以通过增加组织的血液和氧气供应来促进骨折部位的愈合。在高压氧环境下,血液中的氧气含量增加,使得组织能够得到更多的氧气供应,从而加速骨折部位的愈合。

(3)高压氧还可以减轻骨折部位的炎症反应,缓解疼痛和肿胀等症状。在骨折部位的组织缺氧得到改善后,炎症反应也会减轻,从而有助于减轻患者的症状。

(4)高压氧还可以促进血管再生和骨细胞增殖,进一步加速骨折部位的愈合。在高压氧的作用下,骨折部位的血管和骨细胞能够更快地增殖和生长,从而加速骨折部位的愈合。

综上所述,高压氧可以促进骨折部位的愈合、减轻炎症反应、缓解疼痛和肿胀等症状,并促进血管再生和骨细胞增殖,是一种有效的辅助治疗手段。

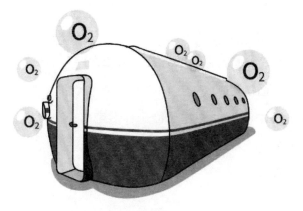

高压氧舱

 富血小板血浆治疗骨不连效果如何?

富血小板血浆(PRP)治疗骨不连的效果因个体差异而异,但总体来说,富血小板血浆治疗骨不连有一定的效果。

富血小板血浆含有高浓度的血小板、白细胞和纤维蛋白等成分,具有促进组织再生和修复的能力。在骨科领域,富血小板血浆被广泛用于治疗慢性创伤性骨不连、骨折不愈合、骨坏死等疾病。对于骨不连的治疗,富血小板血浆可以通过多种机制促进骨愈合:① 富血小板血浆可以促进骨诱导,提高成骨潜能,可以促进骨折、骨缺损、骨不连、骨坏死、骨质疏松、骨感染以及脊柱融合术、牵张成骨术的骨愈合;② 富血小板血浆含有大量的细胞因子,可以激活骨痂形成期的信号通路,促进新骨的再生和加速骨的愈合;③ 富血小板血浆还可以促进血管生成,改善局部微环境,为骨组织的生长和修复提供良好的条件。

然而,富血小板血浆治疗也存在一定的风险和副作用,如可能引起感染、出血等并发症。因此,需要在医生的指导下进行富血小板血浆治疗,并严格遵循相关的操作规范和注意事项。

综上所述,富血小板血浆治疗骨不连有一定的疗效,但需要在医生的指导下制定个体化的治疗方案,并进行规范的康复训练及日常护理,以达到最佳的治疗效果。

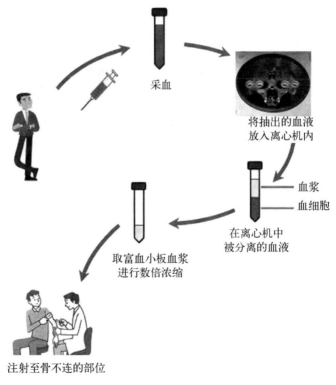

采血

将抽出的血液放入离心机内

血浆

血细胞

在离心机中被分离的血液

取富血小板血浆进行数倍浓缩

注射至骨不连的部位

富血小板血浆治疗操作流程图

71 哪些药物可以促进骨不连的愈合？

促进骨不连愈合的药物包括中成药和西药两大类。其中，中成药如仙灵骨葆胶囊、龙血竭胶囊等，主要通过补肾壮骨、活血化瘀等作用，促进骨折愈合。而西药则包括钙剂、维生素D、甲状旁腺激素等，具体如下：

（1）钙剂：如葡萄糖酸钙、碳酸钙等，可以补充骨骼中的钙质，促进骨折愈合。

（2）维生素D：可以促进肠道对钙质的吸收，并促进骨骼中的钙质动员，从而促进骨折愈合。

（3）甲状旁腺激素：可以促进骨骼形成，并调节骨骼中的钙磷代谢，从而促进骨折愈合。

除了药物治疗，骨不连患者还需要积极配合医生进行手术治疗和康复锻炼，以促进骨折愈合和减少并发症的发生。同时，药物治疗需要在医生的指导下进行，以避免出现不良反应和药物相互作用。

72 中医有哪些药膏或外用药可以用于治疗骨不连？

中医有一些药膏或外用药可以用于辅助治疗骨不连，但需在医生的指导下使用。以下是一些可能用于治疗骨不连的药膏或外用药：

（1）中药外敷：如三黄接骨膏，主要成分包括大黄、黄芩、黄连、栀子、虎杖、田七、红花、三棱、莪术、白及、地榆、骨碎补、黄芪、杜仲、续断、牛膝等中药，具有清热解毒、活血化瘀、消肿止痛等作用，可促进骨折愈合。

（2）膏药贴敷：如骨折膏，主要成分包括乳香、没药、血竭、三七、煅自然铜等中药，具有活血化瘀、消肿止痛等作用，可促进骨折愈合。

（3）中药泡洗：如川芎、桂枝、艾叶等中药煎汤泡洗，具有舒筋活络、消肿止痛等作用，可促进骨折愈合。

需要注意的是，以上方法仅能辅助治疗骨不连，不能替代手术治疗和药物治疗。在使用以上方法时，应在医生的指导下进行，根据具体情况选择合适的治疗方案。同时，应注意皮肤过敏等问题，如出现过敏症状应及时停用。

73 是否有非药物治疗方法缓解骨不连的疼痛？

对于骨不连引起的疼痛，除了药物治疗以外，还有一些非药物治疗方法可以缓解疼痛，具体如下：

（1）物理治疗：包括冷敷、热敷、经皮神经电刺激等，可以减轻炎症和肿胀，从而缓解疼痛。

（2）低频电疗：这种疗法可以通过刺激肌肉收缩，促进血液流通,进而减轻炎症和疼痛。

(3)冲击波治疗:冲击波可以刺激细胞再生,同时也可以抑制神经传导,从而缓解疼痛。

(4)高压氧治疗:高压氧可以提高局部组织的氧分压,促进骨折愈合和软组织的修复,从而缓解疼痛。

(5)矫形器:合适的矫形器可以提供稳定的支撑,减轻疼痛。

(6)健康的生活方式:保持健康的生活方式,如均衡饮食、适量运动、保持良好的心态等,有助于缓解疼痛。

(7)自我管理的技巧:如放松技巧、心理疏导、应对压力等,可以帮助患者更好地管理疼痛。

74 是否有新技术用于骨不连治疗?

近年来出现了许多新技术可用于骨不连的治疗。其中,冲击波联合自体富血小板血浆疗法是近年来兴起的一种保守治疗新方法。冲击波可以刺激骨痂形成,而富血小板血浆含有丰富的生长因子,可以促进骨折愈合。

除此之外,还有其他一些新技术不断涌现,如组织工程技术、细胞疗法、基因疗法等。例如,组织工程技术将具有生长和分化能力的细胞种植到骨折部位,促进骨折愈合;细胞疗法通过激活患者的免疫系统来促进骨折愈合;基因疗法通过将促进骨折愈合的基因导入骨折部位来促进骨折愈合等。

但是,这些新技术仍处于不断探索和完善的阶段,尚未得到广泛应用和推广。因此,在选择治疗方法时,患者仍需根据自身情况和医生建议做出合适的选择。

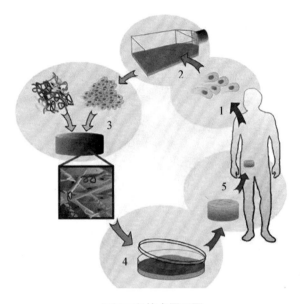

组织工程技术原理图

1. 干细胞的提取;2. 细胞扩增;3. 干细胞和生物活性因子加入支架材料中;4. 体外培养成骨类器官;5. 骨类器官植入骨不连部位

75 骨不连治疗的最新研究进展是什么?

骨不连治疗的最新研究进展主要包括以下几个方面:

(1)手术技术和内固定材料的改进:随着手术技术和内固定材料的不断改进,骨不连的治疗效果得到了显著的提高。使用先进的手术技术和内固定材料(如钛合金等),可以更好地修复骨缺损,提高骨折愈合的质量和速度。

(2)生长因子和基因疗法的应用:生长因子和基因疗法在骨不连治疗中得到广泛应用。这些治疗方法可以促进骨折愈合过程中细胞的生长和分化,提高骨折愈合的速度和质量。例如,应用BMP-2等生长因子可以促进骨折愈合过程中骨细胞的生长,而应用基因疗法则可以通过改变骨折愈合过程中相关基因的表达,达到促进骨折愈合的目的。

(3)新型外固定器的应用:新型外固定器在骨不连治疗中也得到广泛应用。这些外固定器可以提供稳定的固定,同时可以避免一些传统内固定方法的缺点,如手术创伤大、感染风险高等。

(4)骨移植技术的改进:骨移植技术在骨不连治疗中也非常重要。随着骨移植技术的不断改进,如游离植骨、带血管蒂骨移植等,可以更好地支持新骨的形成,促进骨折愈合。例如,自体骨移植可以有效地促进骨折愈合,同时可避免异体骨移植可能引起的感染等并发症。

总之,骨不连治疗的最新研究进展主要体现在手术技术和内固定材料的改进、生长因子和基因疗法的应用、新型外固定器的应用以及骨移植技术的改进等方面。这些进展可为骨不连的治疗提供更多的选择,提高治疗效果和患者的生活质量。

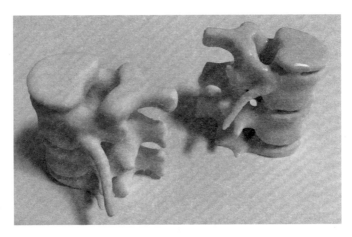

3D 打印的人体椎体模型

76 是否有某些民间疗法对骨不连有效?

对于骨不连的治疗,现代医学通常采用手术干预,如植骨、内固定等。然而,民间疗法在某些地区也常被用于治疗骨不连。

一些民间疗法在某些地区确实具有一定的疗效。例如,一些草药被认为可以促进骨折断端的愈合,因为这些草药含有的某些成分可以刺激骨骼生长和修复。此外,一些传统的按摩手法也被认为可以缓解疼痛和促进血液循环,从而有助于骨折的愈合。

然而,需要注意的是,这些民间疗法的效果并没有得到广泛的科学验证。同时,一些民间疗法还可能存在安全隐患,如草药治疗中的药物过敏反应等。因此,在选择使用民间疗法时,需要谨慎评估其风险和效果。

　　总之,虽然一些民间疗法被认为可以治疗骨不连,但其科学性和安全性还需要进一步评估。在选择使用民间疗法时,建议咨询专业医生或传统医学专家,以确保安全和有效。

 骨不连患者在治疗期间应该注意什么?

　　骨不连患者在治疗期间应注意以下几点:

　　(1)定期复查:按照医生的建议,定期到医院进行复查,以便及时了解病情的进展和调整治疗方案。

　　(2)药物治疗:根据医生的指导,使用药物治疗,如接骨类药物,包括骨肽片和麝香接骨胶囊等。

　　(3)饮食调整:多吃钙含量较高的食物,如牛奶、蛋类、豆制品、虾皮等,以帮助骨折愈合。

　　(4)功能锻炼:在医生的指导下,进行适当的功能锻炼,以促进骨折愈合和恢复肢体功能。

　　(5)减少运动量:在骨不连治疗期间,应减少运动量,避免剧烈运动,以免影响骨折愈合。

　　(6)及时就医:如果出现感染、疼痛、肿胀等症状,应及时就医,以避免病情恶化。

　　总之,骨不连患者在治疗期间应积极配合医生的治疗,并严格遵守医生的建议和指导,以便更好地恢复健康。

78 是否有食物可以帮助骨不连愈合?

在骨不连的治疗中,饮食可以起到一定的辅助作用,但并不能直接治疗骨不连。

对于骨质疏松、营养不良或骨感染引起的骨不连,饮食上应以高蛋白质食物为主,如鸡肉、鱼肉、牛肉、羊肉、鸡蛋、牛奶等,以增强体质,有助于骨折愈合。此外,还应多吃富含钙、磷等矿物质的食物,如虾皮、豆腐、坚果等,以帮助补充钙质,促进骨折愈合。

如果是由于特殊疾病引起的骨不连,如部分患者身体有骨纤维营养不良,骨折本身存在不容易愈合的条件,这时仅通过摄入食物是无法提供太大帮助的。

总的来说,对于骨不连患者,合理的饮食有助于补充营养,促进骨折愈合,但并不能直接治疗骨不连。因此,在接受治疗的同时,应根据个人情况调整饮食结构,并在医生的指导下进行康复训练和合理的生活方式调整。

79 哪些营养素对骨不连愈合尤为重要?

对于骨不连的愈合,蛋白质、维生素和矿物质等营养素都起着重要作用。

（1）蛋白质：蛋白质是构成骨骼、肌肉和其他组织的基本成分，对于骨折愈合和肌肉修复至关重要。骨不连患者需要增加蛋白质摄入量，以促进骨的愈合。可以选择一些优质蛋白质食物，如肉类、鱼类、蛋类、豆类、奶制品等。

（2）矿物质：矿物质对于骨骼健康也是至关重要的，如钙、锌、铜、锰等。这些矿物质在骨折愈合过程中起着重要作用。尤其是钙，它是骨骼组织的主要成分，富含钙的食物有奶制品、鱼类和坚果等。

（3）维生素：维生素 D 是维持骨骼健康所必需的营养素。维生素 D 有助于促进钙的吸收和利用。富含维生素 D 的食物有鱼肝油、蛋黄、鱼类等。此外，维生素 C 和维生素 K 等也对骨伤康复具有积极的影响，可以促进伤口愈合和骨骼健康。

除此之外，为了进一步促进骨不连的愈合，还可以适当增加富含膳食纤维的食物的摄入，如全谷类、蔬菜、水果等。膳食纤维有助于维持肠道健康，促进营养吸收和伤口愈合。同时，避免吸烟和饮酒，因为烟酒会影响血液循环和骨骼健康。

总的来说，骨不连的愈合需要综合摄入多种营养素，以促进骨折愈合和肌肉修复。

 骨不连是否需要长期治疗？

骨不连需要长期进行治疗，以确保骨骼能够愈合并且恢复正常的功能。如果骨不连未能及时得到正规的治疗,骨折部位长期不愈合,可能会导致骨折部位的功能逐渐丧失,比如活动功能、负重功能等,也容易引起肌肉萎缩、骨坏死等并发症。

在骨不连的早期,患者可以进行肌肉收缩训练,如活动手指、握拳、锻炼小腿肌肉等。在疾病中期,需要加强关节的屈伸活动,可由被动锻炼转为主动锻炼,并根据患者的病情逐渐加大活动力度和活动范围。在骨不连愈合前期,可逐渐增加肢体的承重锻炼,以帮助关节活动范围和肢体力量慢慢恢复正常。

除了物理治疗,口服药物也可以促进骨折部位的愈合。例如,口服钙剂或者维生素 D 可以促进骨折部位尽早愈合。此外,一些抗感染药物也可以用于治疗感染引起的骨不连。如果骨不连严重,影响到了患者的日常生活和工作,可能需要手术治疗。

总之,骨不连需要长期进行治疗,并且根据病情的不同阶段采取不同的治疗方法。在治疗过程中,患者需要积极配合医生的治疗,同时注意保持良好的生活习惯和健康的生活方式,以促进骨折部位的愈合和恢复正常的功能。

81 治疗骨不连的费用高吗?

治疗骨不连的费用因个体差异而异,具体费用需要根据患者的具体情况、治疗方式、医院等级、地区等因素来进行评估。

一般来说,骨不连的治疗方法包括药物治疗、物理治疗、手术治疗等,不同的治疗方法费用也不同。

如果选择药物治疗,费用相对较低。如果选择物理治疗,费用会相对较高。如果需要手术治疗,费用则会更高。

另外,如果骨不连情况比较严重,需要进行骨搬运等复杂手术,费用也会相应提高。

总体来说,治疗骨不连的费用相对较高,需要在医生的指导下选择合适的治疗方法,以便更好地保障患者的健康和保证治疗的效果。同时,患者也可以通过医疗保险等方式来减轻经济负担。

 感染性骨不连的治疗有哪些特殊之处?

感染性骨不连的治疗需要针对感染和骨不连两个问题进行综合考虑。以下是治疗感染性骨不连的一些特殊之处:

(1)控制感染:感染性骨不连的首要任务是控制感染。医生会根据患者的具体情况选择适当的抗生素进行治疗,同时进行病灶清除、坏死骨切除、抗生素骨粉填充引流术等措施,以清除感染灶和防止感染扩散。

(2)骨不连的重建治疗:在控制感染的基础上,医生会进行骨不连的重建治疗。具体方法包括开放植骨、游离骨移植、带血管蒂复合组织移植法、骨皮质削切术等,以促进骨折愈合和恢复肢体功能。

（3）手术治疗：对于感染性骨不连的手术治疗，除了常规的清创、固定等手术外，还需要特别注意防止感染的再次发生。因此，手术过程中需要严格遵守无菌操作原则，合理使用抗生素等药物，同时注意骨组织的保护和修复。

（4）康复治疗：在感染性骨不连的治疗过程中，康复治疗也至关重要。医生会根据患者的具体情况制定合适的康复计划，包括物理治疗、功能锻炼等，以促进血液循环、消除肿胀、防止肌肉萎缩和关节僵硬，最终恢复肢体功能。

总之，感染性骨不连需要综合多种方法进行治疗，同时要特别注意控制感染，并促进骨组织的保护与修复。在医生的指导下进行治疗和康复训练，多数患者可以获得良好的治疗效果。

83 孕妇的骨不连治疗有哪些注意事项？

怀孕期间发生骨不连，治疗上需要注意以下几点：

（1）及时就医：如果孕妇怀疑自己出现了骨不连的症状，如骨折部位疼痛、肿胀、活动障碍等，应及时就医，接受专业的诊断和治疗。

（2）与医生详细沟通：孕妇在就医时应与医生详细沟通，包括骨折发生的原因、症状、治疗经历等，以便医生能够更好地了解病情，制定合适的治疗方案。

（3）注意药物使用：孕妇在治疗骨不连期间要注意药物的使

用方法和剂量,避免因使用不当而产生不良影响。

(4)保持身体健康:孕妇在治疗骨不连期间要注意保持身体健康,包括合理饮食、适量运动、充足休息等方面,以促进骨折愈合。

(5)避免剧烈运动:孕妇在治疗骨不连期间要避免剧烈运动,以免加重病情。

(6)注意定期复查:孕妇在治疗骨不连期间要注意定期复查,以便及时了解病情的变化情况,调整治疗方案。

总之,怀孕期间发生骨不连需要及早就医,与医生详细沟通,注意药物使用和保持身体健康等,同时需要听从医生的建议,积极配合治疗。

 青少年的骨不连治疗方法有何不同?

青少年骨不连的治疗方法与成人有所差异,具体如下:

首先,青少年处于生长发育期,骨骼生长活跃,再生能力强,因此对于青少年骨不连的治疗,除了考虑骨折的愈合,还要考虑如何促进骨骼的生长和发育。

其次,青少年骨不连的病因和病理与成人有所不同,如青少年的骨骼,骨骺尚未闭合,血液供应丰富,骨膜较厚,这些因素可能会影响骨折的愈合。因此,青少年骨不连需要考虑这些因素,选择合适的治疗方法。

在治疗方法上,青少年骨不连可以采取非手术治疗和手术治疗两种方式。非手术治疗主要包括手法复位、外固定、牵引等,旨在使骨折断端正确复位,稳定固定骨折断端,促进骨折愈合。手术治疗则包括更换内固定材料、植骨等。需要注意的是,在手术治疗中,应尽可能地保存自体骨,避免使用人工材料,以减少并发症的发生。

除了以上治疗方法,青少年骨不连还需要注意以下几个方面:

(1)重视康复治疗:青少年骨不连的康复治疗与成人不同,需要根据青少年的年龄、骨折部位和愈合情况等因素进行综合考虑。

(2)预防感染:青少年骨不连的治疗过程中,需要注意预防感染。特别是在手术过程中,要严格无菌操作,术后要注意伤口的清洁和消毒,防止感染的发生。

(3)密切观察:青少年骨不连的治疗过程中,需要密切观察病情变化。特别是对于骨折部位疼痛、肿胀、活动受限等症状的出现,应及时就医,采取相应的治疗措施。

总之,青少年骨不连的治疗需要综合考虑患者的具体情况,选择合适的治疗方法,并进行科学、合理的康复治疗。同时,在手术治疗中要注意保存自体骨,防止并发症的发生。

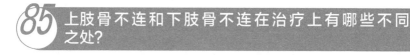

85 上肢骨不连和下肢骨不连在治疗上有哪些不同之处?

上肢骨不连和下肢骨不连在治疗上的不同之处主要体现在

以下几个方面：

（1）手术方式：对于上肢骨不连，通常采用切开复位内固定治疗，将原有的固定装置去除掉，打通髓腔，然后在有骨缺损的部位进行植骨，之后再选用内固定进行固定。而对于下肢骨不连，除了同样需要切开复位内固定治疗外，可能还需要显微外科技术，比如进行带有血管蒂的骨瓣移植，以改善局部软组织状况。

（2）康复训练：上肢骨不连患者在手术后需要进行相应的功能锻炼，以促进骨折愈合和恢复肢体功能。而下肢骨不连患者在手术后同样需要进行功能锻炼，但还需要考虑如何改善局部软组织状况，以减少术后内固定剪切力。

总体来说，上肢骨不连和下肢骨不连在治疗上存在一定的差异，需要根据患者的具体情况和医生的治疗方案进行综合评估和治疗。

 86 对于骨不连，冷敷和热敷哪个更有效？

对于骨不连，冷敷和热敷并不能直接决定治疗效果。

在骨不连的治疗中，冷敷和热敷可以作为辅助治疗措施，对于减轻骨折部位的肿胀和疼痛、促进局部血液循环、加速骨折愈合等方面具有一定的效果。但需要注意的是，冷敷和热敷的作用机制不同，应根据具体情况选择合适的治疗方法。

（1）冷敷：主要作用是减轻疼痛和肿胀，适用于骨折早期，可以抑制炎症和减轻疼痛。但需要注意不要过度使用冷敷，以免引起局部肌肉痉挛和影响血液循环。

（2）热敷：主要作用是促进局部血液循环和加速骨折愈合，适用于骨折中后期。但需要注意的是，热敷的温度要适宜，不要过热，以免烫伤皮肤。

总之，对于骨不连，冷敷和热敷可以作为辅助治疗措施，但并不能直接决定治疗效果。关键在于选择合适的手术方案和康复训练方法，同时注意保持良好的生活习惯和心态，积极配合医生的治疗。如有疑虑或症状加重，应及时就医。

87 哪种类型的骨不连较难治疗？

骨不连是比较常见且复杂的骨科问题，不同类型的骨不连，治疗难度也有所不同。其中，感染性骨不连是最难治疗的类型。感染性骨不连是指骨折部位存在感染，导致骨折无法愈合。这种类型的骨不连治疗难度较大，因为感染会破坏骨折部位的愈合环境，使得骨折断端难以愈合。同时，感染性骨不连的治疗需要同时控制感染和促进骨折愈合，因此需要采取综合治疗措施。

除了感染性骨不连，萎缩性骨不连也是难治的类型。萎缩性骨不连骨折部位的骨组织萎缩会导致骨折断端缺乏足够的血液供应，使得骨折部位的愈合能力下降。同时，萎缩性骨不连往往伴随着软组织的损伤和不足，使得骨折部位的稳定性较差，容易发生再次骨折或骨折移位,因此也需要采取综合治疗措施。

总之,骨不连的类型和治疗难度因人而异,需要根据具体情况选择合适的治疗方案。对于难治疗的骨不连类型,需要采取更加综合的治疗措施,并积极配合医生的治疗建议,才能有助于骨折的愈合。

88 骨不连的治疗为何需要多科室协作?

骨不连的治疗需要多科室协作的原因如下:

(1)骨不连是一种复杂的疾病,其治疗需要多科室的协作才能达到最好的效果。例如,骨科医生需要与麻醉科、重症医学科、营养科、康复科等多个科室的医生合作,共同制定和实施治疗方案。

(2)骨不连的治疗需要采用多种技术和方法,包括手术治疗、物理治疗、药物治疗、康复训练等。这些技术和方法需要不同科室的医生共同协作,才能达到最佳效果。

(3)骨不连的治疗需要高度关注患者的全身情况,如患者的营养状况、免疫功能、心理健康等。这些方面的问题需要不同科室的医生共同协作,才能进行最好的处理。

(4)骨不连的治疗需要多科室的医生共同协作,共同探讨和研究新的技术和方法,以提高治疗效果和患者的生存质量。

总之,骨不连的治疗需要多个科室的协作,以便为患者提供全面、有效的治疗方案,并最大程度地提高患者的治疗效果和生存质量。

89 患者接受骨不连手术的最佳年龄是多少?

患者接受骨不连手术的最佳年龄并没有一个确定的答案,因为这取决于多种因素,如患者的身体状况、骨折类型和手术技术等。

在青少年和儿童患者中,骨不连通常发生在骨骼生长阶段,因此手术时机应该与骨骼生长阶段相匹配。在青少年患者中,如果骨不连影响了骨骼的生长,可能会导致骨骼发育不良或畸形。因此,对于青少年患者来说,手术时机应该根据骨不连对骨骼生长的影响程度来确定。

在成人患者中,骨不连通常发生在骨折治疗后,因此手术时机应该根据患者的身体状况和骨折愈合情况来确定。一般来说,成人患者需要在骨折愈合不良或骨不连发生后进行手术治疗。

总之,进行骨不连手术的最佳年龄应该根据患者的具体情况来确定。在手术前,患者应该与医生进行充分沟通和评估,了解手术的风险和效果,并根据医生的建议来确定是否需要进行手术治疗。

90 为什么说骨不连治疗需要一个个体化的方案?

骨不连治疗需要一个个体化的方案,因为每个患者的病情和身体状况都有所不同,需要根据具体情况制定针对性的治疗方案。以下是一些需要考虑的因素:

(1)病情特点:不同患者的骨折类型、部位、严重程度以及骨折后的处理方式都不尽相同,这些因素都会影响骨折愈合的过程。因此,需要根据患者的具体病情制定相应的治疗方案。

(2)身体状况:患者的年龄、性别、体重、生活方式、饮食习惯、健康状况等都会对骨折愈合产生影响。例如,老年患者往往存在骨质疏松症或其他慢性疾病,需要更加全面的评估和治疗方案。

(3)治疗方法:治疗骨不连的方法包括手术和非手术治疗,如植骨、内固定、外固定等。需要根据患者的具体情况选择最合适的治疗方法,并结合医生的经验和患者的意愿进行综合考虑。

(4)经济负担:治疗骨不连需要一定的经济投入,包括药品费用、康复费用等。因此,需要在制定治疗方案时考虑患者的经济状况,以减轻患者的经济负担。

总之,骨不连治疗需要针对每个患者的具体情况制定个体化的方案,这需要医生根据患者的病情、身体状况、治疗方法及经济负担等多方面因素进行全面评估和综合考虑,以确保治疗的有效性和安全性。

91 如何评估骨不连患者的治疗效果?

骨不连患者的治疗效果评估可以从以下几个方面进行:

(1)疼痛评估:通过询问患者是否有疼痛以及疼痛的程度,可以初步判断患者的治疗效果。

(2)功能评估:骨不连患者可能会出现关节僵硬、肌肉萎缩、活动受限等问题。因此,在治疗过程中,需要定期评估患者的关节功能和肌肉力量,以判断治疗效果。

(3)影像学评估:通过 X 线、CT 或 MRI 等影像学检查,可以观察骨折愈合情况,判断治疗效果。

(4)血液学评估:骨不连患者的血液指标可能会有一些异常,可能提示贫血、炎症反应等。通过对这些指标的监测,可以了解患者的全身状况和治疗效果。

(5)患者满意度评估:骨不连患者往往会对治疗效果存在一定的期望。因此,在治疗后,可以向患者询问其对治疗效果的满意度,以了解治疗效果是否符合患者的期望。

92 骨不连的治疗成功率如何?

骨不连的治疗成功率因多种因素而异,如患者年龄、骨折类型、治疗方式等。一般来说,经过综合治疗,骨不连的成功率可以达到90％左右。

具体来说，手术治疗是目前治疗骨不连的金标准，其中植骨手术的成功率可以达到80％～90％，而假关节形成等并发症的发生率则较低。

除了手术治疗外，物理治疗也是骨不连的重要辅助治疗手段，包括电刺激、体外冲击波、高压氧等。这些方法可以促进骨折断端的血液循环，增加骨折断端的营养供给，从而有利于骨折愈合。

此外，干细胞移植作为一种新型治疗方法，已经在骨不连治疗中展现出了一定的应用前景。干细胞具有自我更新和分化潜能，在骨折处聚集足够的干细胞可促进骨折愈合，提高治愈率。

需要注意的是，骨不连的治疗需要多科室联合协作，包括骨科、康复科等。在治疗方法的选择上，应根据患者的具体情况和医生的建议进行综合考虑。同时，骨不连的治疗也需要一定的时间和耐心，患者及家属要积极配合医生的治疗和建议，以期早日康复。

93 骨不连发生后多久可以治愈？

骨不连发生后，治疗的时间并没有固定的标准，因为治疗时间与治疗方案和患者的身体状况密切相关。

一般来说，如果患者的骨不连情况比较轻微，身体素质也较好,那么在经过积极、有效的治疗后,大概需要 3 个月就可以恢复。但如果患者的骨不连情况比较严重,身体也比较虚弱,那么在经过治疗后,可能需要半年甚至更长的时间才能恢复。

骨不连的治疗方法以手术疗法为主,包括内固定、外固定、骨移植等。具体的治疗方案需要由医生根据患者的具体情况来制定。除了手术疗法外,骨不连还需要辅以物理疗法(如体外冲击波疗法、超声波疗法、电刺激疗法等)和生物化学疗法(如生长因子疗法、基因疗法等)。

总之,骨不连患者应在医生的指导下,积极配合治疗方案,同时保持良好的生活习惯和心态,以便尽快恢复健康。

第五篇
骨不连的预防与康复

94 骨不连的发生率如何？

骨不连的发生率因多种因素而异，如骨折类型、骨折部位、患者年龄和身体状况等。根据不同的研究和数据，骨不连的发生率为 5%～10%。

骨不连的发生率因骨折类型而异。一些骨折类型，如开放性骨折、粉碎性骨折等，由于骨折断端的血液供应差、骨折部位承受的机械应力大等原因，骨不连的发生率相对较高。此外，骨折部位也是影响骨不连发生率的因素之一。例如，胫骨骨折的骨不连发生率较高，而桡骨骨折的骨不连发生率较低。

患者年龄和身体状况也是影响骨不连发生率的因素。老年人和患有骨质疏松等慢性疾病的患者发生骨不连的风险相对较高。

此外，手术技术也是影响骨不连发生率的因素之一。如果手术时骨折固定不稳定或者血液供应重建不良，会导致骨不连的发生率增加。

总之，骨不连的发生率因多种因素而异，无法简单地确定一个具体的发生率。然而,通过了解骨折类型、骨折部位、患者年龄和身体状况等因素对骨不连发生率的影响,医生可以更好地评估患者的风险和制定合适的治疗方案。

95 如何预防骨不连?

预防骨不连需要从多个方面入手,以下是一些建议:

(1)保持良好的饮食习惯:骨折后需要多补充营养,特别是钙质和蛋白质,以促进骨折愈合。可以多摄入牛奶、鱼、虾等高蛋白质食物。

(2)适当的功能锻炼:在医生的指导下,适当进行功能锻炼,以促进血液循环和骨折愈合。注意不要过早负重或者进行不适当的运动,以免加重骨折和骨不连的风险。

(3)控制感染:开放性骨折患者需要注意控制感染,及时清创和使用抗生素,以避免感染对骨折愈合的影响。

(4)避免过早活动:在骨折愈合之前,避免过早活动,以免影响骨折愈合。特别是对于粉碎性骨折或者骨质疏松症患者,更需要注意。

(5)定期复查:骨折治疗过程中需要定期复查,以便及时发现并处理问题,避免骨不连的发生。

总之,预防骨不连需要从多个方面入手,包括营养支持、功能锻炼、控制感染、避免过早活动和定期复查等。在骨折治疗过程中,患者和医生需要密切配合,共同努力,以确保骨折愈合良好,避免骨不连的发生。

96 哪些因素会增加骨不连的风险?

以下因素可能会增加骨不连的风险:

(1)骨折断端固定不佳:骨折断端固定不稳定可能导致骨折断端存在异常活动,影响骨折愈合。

(2)骨折断端血液供应不良:骨折断端血液供应不良,无法提供足够的营养物质和生长因子,影响骨折愈合。

(3)骨折断端接触不良:骨折断端接触不良,无法形成有效的骨痂,影响骨折愈合。

(4)局部成骨环境不佳:如骨折局部软组织感染、药物影响、代谢性疾病、营养不良、恶病质等因素,影响骨折愈合。

(5)高龄:患者年龄较大,体质较弱,容易发生骨不连。

(6)不良生活习惯:如吸烟、饮酒、挑食等不良生活习惯可能影响骨折愈合。

(7)治疗方法不当:如手术时机不当、固定方法不当等治疗方法不当,也可能导致骨不连。

总之,骨不连是由多个因素造成的,患者应注意避免这些不良因素,同时注意合理饮食、适当锻炼,以促进骨折愈合。在骨折愈合过程中,患者应密切关注病情变化,及时就医并进行针对性治疗。

97 骨不连与营养不良有关吗?

骨不连与营养不良之间存在一定的关系。营养不良可以导致骨折愈合所需的营养供给不足,从而影响骨折愈合,导致骨不连。

骨折愈合过程中,骨组织的生长和修复需要充足的营养供应,包括蛋白质、钙、磷、维生素 D 等。如果患者的营养摄入不足,就会导致骨折愈合过程受阻,出现骨不连。

此外,骨不连的发生还可能与多种因素有关,如骨折断端血液供应不良、局部感染、骨量丢失过多、高龄、吸烟史、免疫力低下、全身性疾病、服用激素等。

因此,对于骨不连的治疗,除了必要的手术治疗外,还应当重视患者的营养状况,加强营养支持,以提高骨折愈合的效果。同时,对于可能导致骨不连的高危因素,应尽早采取预防措施,如控制感染、保护骨折断端血液供应、避免服用激素等。

98 经常锻炼是否可以预防骨不连？

经常锻炼可以增强身体素质,增强肌肉力量和灵活性,有助于预防骨不连。

首先,经常锻炼可以促进血液循环,使骨骼得到更多的营养和氧气供应,有助于维持骨骼健康。同时,锻炼可以增强肌肉力量和灵活性,使骨骼更容易在受到外力作用时保持稳定,减少骨折的风险。

其次,锻炼还可以增强关节的灵活性,减少关节僵硬和疼痛的发生,从而降低骨不连的风险。

需要注意的是,锻炼并不能完全预防骨不连的发生,因为骨不连的发生还与多种因素有关,如骨折类型、骨折部位、治疗方式等。

总之,经常锻炼有助于预防骨不连的发生,但并不是绝对的。在骨折发生后,患者应在医生的指导下进行适当的锻炼,以促进骨折愈合,同时应注意保护骨折部位,避免过早负重或剧烈运动。

99 骨折后多晒太阳，能否减少骨不连的发生？

骨折后多晒太阳可以帮助减少骨不连的发生。

骨折后,骨骼的愈合需要充足的钙和维生素 D。晒太阳可以促进人体合成维生素 D,这对于骨骼的愈合非常重要。维生素 D 有助于促进钙的吸收和利用,从而为骨骼的愈合提供充足的营养。

此外,晒太阳还可以促进骨骼的新陈代谢,有助于骨折部位的修复和再生。这可以加速骨折部位的愈合,并减少骨不连的发生。

因此,骨折后多晒太阳是有益的。但是,在晒太阳时需要注意以下几点:

(1) 避免暴晒:在强烈阳光下暴晒可能会对皮肤造成伤害,因此可以选择在早晚阳光柔和的时候晒太阳。

(2) 适度晒太阳:过度的晒太阳可能会引起皮肤过度老化,因此建议每天晒太阳的时间控制在 30 分钟左右。

(3) 注意保护眼睛:晒太阳时需要注意保护眼睛,避免长时间暴露在强光下导致眼睛受损。

总之,骨折后多晒太阳可以帮助减少骨不连的发生。但是需要注意适度晒太阳,避免暴晒和过度照射。同时,骨折患者还需要注意保持良好的生活习惯和进行适当的锻炼,以促进骨折的愈合和减少骨不连的发生。

100 是否有锻炼的方法可以预防骨不连?

以下是一些预防骨不连的锻炼方法:

（1）肌肉等长收缩：这是骨折患者最常用的锻炼方法，包括股四头肌等长收缩、直腿抬高、股二头肌等长收缩等。这些锻炼方法可以提高肌肉的力量，改善局部血液循环，促进骨折愈合。

（2）支撑站立：通过逐步增加负重的方式，逐渐增加骨骼和肌肉的负荷，从而促进骨折愈合。

（3）步行：步行可以刺激骨折愈合，同时也可以增加下肢肌肉的力量和耐力。

（4）游泳：游泳是一种低冲击力的有氧运动，可以有效地提高心肺功能，改善血液循环，促进骨折愈合。

（5）太极拳和瑜伽：这些缓慢而流畅的全身运动可以提高身体的柔韧性、平衡感和核心力量，从而减少骨不连的风险。

需要注意的是，这些锻炼方法需要在医生的指导下进行，需要根据医生的建议制定适合自己的锻炼计划。同时，锻炼前要做好热身运动，避免剧烈运动导致受伤。如果有任何不适症状，应及时就医。

101 哪些药物可能影响骨的愈合，加重骨不连？

以下药物可能影响骨的愈合，加重骨不连：

（1）非甾体抗炎药：如阿司匹林、扶他林等，这类药物主要通过抑制前列腺素的合成来缓解疼痛。然而，抑制前列腺素的合成也会不利于骨折断端血管的再生，影响骨折愈合。

（2）抗生素：如果抗生素使用不当，比如用量不足或过量，都可能会对骨折愈合产生不利影响。

（3）抗癫痫药：长期服用抗癫痫药可能会影响骨骼的正常生长和修复过程。

（4）抗癌药：部分抗癌药会对骨骼健康产生负面影响，导致骨密度降低，增加骨折的风险。

（5）糖皮质激素类药：长期使用糖皮质激素类药如泼尼松、地塞米松等，可能会引发骨质疏松，导致骨折的风险增加。这些药物在减轻炎症的同时，可能会使血管扩张作用受到抑制，局部血流减少，导致组织缺氧，长期服用可能会造成骨折愈合延迟。

因此，在使用这些药物时，应严格按照医生的建议进行，同时要注意密切关注骨骼健康状况，及时调整治疗方案。

102 骨不连与生活方式有何关系？

骨不连与生活方式有一定的关系。不良的生活方式可能会增加骨不连的风险，如长期吸烟、缺乏运动、营养不良等，具体如下：

（1）长期吸烟会影响骨折愈合的过程。香烟中的尼古丁会抑制骨生长和愈合，导致骨折后经常吸烟的患者容易出现骨不连的情况。

（2）缺乏运动可能会影响骨折愈合。适当的运动可以促进血液循环和骨组织的生长,有助于骨折的愈合。如果长期缺乏运动,可能会影响骨折部位的血液供应,从而影响骨折的愈合。

(3) 营养不良可能导致骨折愈合缓慢。良好的营养摄入是骨折愈合的重要因素之一,如果缺乏必要的营养素,可能会影响骨折部位的愈合过程。

因此,为了预防骨不连的发生,建议在日常生活中保持良好的生活方式,包括戒烟、适量运动、保持营养均衡等。同时,如果出现骨折情况,应及时就医并按照医生的建议进行治疗和康复。

103 骨不连患者是否可以饮酒?

骨不连患者应避免饮酒,具体如下:

(1) 骨不连本身可能为骨折部位的血液循环较差所引起,而饮酒以后会出现更为严重的血液循环障碍,从而导致骨不连加重,也不利于骨不连的治疗。

(2) 长期饮酒可能会影响肝脏功能,而肝脏功能不良会影响骨代谢,从而不利于骨痂的形成,可能会导致骨不连的症状加重。

(3) 饮酒可能会影响患者的营养摄入,从而影响骨折部位的愈合。

因此,骨不连患者不应饮酒,以避免加重病情或影响治疗效果。

骨不连的愈合时间可能受到多种因素的影响,具体如下:

(1)年龄:一般来说,儿童的骨头生长速度比成人快,因此骨折愈合的时间也相对较短。

(2)骨折类型:不同类型的骨折,愈合时间也会有所不同。例如,裂缝骨折、青枝骨折等稳定性骨折的愈合时间相对较短,而粉碎性骨折、螺旋形骨折等不稳定性骨折的愈合时间可能会延长。

(3)健康状况:患者的整体健康状况也会影响骨折愈合时间。例如,患有营养不良、糖尿病、类风湿性关节炎等慢性疾病的患者,骨折愈合时间可能会延长。

(4)骨折固定的稳定性:骨折治疗过程中,固定的稳定性对骨折愈合时间也有影响。如果固定不稳定,那么骨折愈合时间就会延长。

(5)感染:如果骨折部位发生了感染,那么就会影响骨折愈合的过程,导致愈合时间延长。

(6)吸烟:吸烟会影响血液循环,从而影响骨折愈合,使愈合时间延长。

105 骨不连患者的康复治疗有哪些内容?

骨不连患者的康复训练主要包括以下内容:

(1)关节活动度锻炼:在医生的建议下,进行适当的关节活动,增加关节的灵活性和活动范围。

(2)肌肉力量训练:通过进行肌肉力量训练,增强肌肉的力量和耐力,有助于骨折愈合和恢复肢体功能。

(3)平衡和协调训练:在医生或康复师的指导下,进行平衡和协调训练,以提高身体的平衡感和协调性。

(4)牵伸运动:进行牵伸运动可以缓解肌肉紧张和疼痛,增加关节的灵活性和运动范围。

(5)物理治疗:使用物理治疗设备和方法,如低频电疗、超声波疗法、温热疗法等,以促进血液循环,缓解疼痛和肿胀,促进骨折愈合。

(6)职业治疗:根据职业需要,在医生的建议下,进行职业治疗和训练,以帮助患者恢复到工作状态。

总之,骨不连患者的康复治疗需要在医生的指导下进行,并需要根据患者的具体情况制定个性化的康复计划。通过合理的康复治疗,可以帮助患者尽快恢复健康,并最大程度地恢复肢体功能。

106 在骨不连的康复过程中，是否建议进行水中锻炼？

在骨不连的康复过程中，可以进行水中锻炼，但并非必要。水中锻炼对骨不连的治疗有一定的帮助，但并非唯一的治疗方法。水中锻炼对骨不连的治疗优势主要体现在以下几个方面：① 借助水的浮力，可以降低脊柱和关节的负荷，有助于力量较弱的肢体进行主动活动。② 水的黏滞阻力对肌肉的肌力和耐力也有所强化，通过水的浮力和水的支撑面不稳定特性，训练时可以激活因疼痛而静息的核心肌群，从而强化肌群力量。

但是，水中锻炼也存在一定的局限性。例如，水中的活动可能对骨折部位造成进一步的冲击和损伤。此外，对于骨不连患者来说，水中锻炼需要掌握一定的技巧和方法，否则可能影响骨折愈合。

在进行水中锻炼时，需要注意以下几点：① 确保水质清洁，避免感染。② 根据医生的建议和指导进行锻炼，不要盲目进行水中活动。③ 如有不适或疼痛感，应立即停止锻炼并寻求医生的帮助。

总之，骨不连患者在康复过程中可以进行水中锻炼，但需要根据具体情况进行评估和选择。

骨不连手术后的康复期有多长时间？

骨不连手术后的康复期长短取决于多种因素，包括患者的身体状况、手术类型、术后护理等。一般来说，骨不连手术后的康复期需要 3～6 个月，甚至更长时间。

如果患者身体状况良好、手术创伤较小，加上术后护理得当，那么康复时间相对较短，一般为 3～6 个月。如果患者的身体状况较差、手术创伤较大，或者术后护理不够得当，那么康复时间可能会延长，甚至需要 1 年或更长时间。同时，不同类型的治疗方式也会影响康复时间，如非手术治疗的康复时间通常比手术治疗的康复时间要短。

在康复期间，患者需要积极配合医生的治疗，进行科学合理的康复训练，同时保持良好的生活习惯和健康的生活方式，以促进骨折部位的愈合和恢复正常的功能。此外，患者还需要注意定期进行 X 线检查和其他相关检查，以了解骨折愈合情况，及时调整治疗方案。

需要注意的是，骨不连手术后的康复期并不是一成不变的，如果患者出现并发症、病情反复等情况，康复时间可能会延长。因此，在康复期间，患者需要密切关注自己的身体状况，及时向医生反馈病情变化，以便及时采取措施进行治疗。

108 骨不连治疗后，疼痛何时消失？

骨不连治疗后，疼痛何时消失的时间因个体差异而异，具体取决于患者的病情和治疗方式。

一般来说，经过正规治疗，如手术干预、物理治疗、药物治疗和康复训练等，骨不连引起的疼痛可以逐渐减轻。但是，具体的恢复时间取决于患者的个体情况和医生的治疗方案。有些患者在治疗过程中可能会出现疼痛缓解较慢或者疼痛反复的情况，这可能是由于治疗过程中出现的一些并发症或者康复过程中出现的一些问题。例如，康复训练早期可能会出现一定的疼痛和不适感，但随着康复进程的推进，疼痛会逐渐减轻。如果疼痛持续不减或者加重，建议及时就医并寻求医生的帮助。

总之，骨不连治疗后疼痛消失的时间因个体差异而异，需要根据患者的具体情况和医生的治疗方案来判断。

109 骨不连治疗后是否可以完全恢复正常功能？

骨不连治疗后是否可以完全恢复正常功能，需要根据患者的具体情况和治疗方法来确定。

一般来说，如果骨不连的情况比较轻，没有出现严重的移位和畸形等问题，通过及时、有效的治疗，如复位固定、功能锻炼、药物治疗等,可以基本恢复正常功能。但是,如果骨不连的情况比较严重,出现了严重的骨折断端分离、畸形、移位等问题,或者患者年龄较大、身体状况较差,恢复时间可能会延长,并且可能会出现一些并发症,如感染等,这种情况下可能会对患者的正常功能造成一定的影响。

另外,骨不连的治疗方法也可能会影响患者功能的恢复。例如,如果采用传统的石膏固定或者外固定支架等方法进行治疗,可能会对患者的关节活动造成一定的影响,而采用先进的内固定技术或者骨搬运技术进行治疗,则可以更好地保护患者的关节功能。

综上所述,骨不连治疗后是否可以完全恢复正常功能,需要根据患者的具体情况和治疗方法来确定。在骨不连的治疗过程中,应选择合适的治疗方法,并在医生的指导下进行科学的治疗和康复,同时也要注意做好日常的防护措施,以便患者更好地恢复功能。

 骨不连患者在日常生活中应避免哪些活动?

骨不连患者在日常生活中应避免以下活动:

(1)避免过早负重:骨不连患者在治疗期间需要避免过早负重,以免引起骨折断端之间异常活动或内固定物松脱,从而增加骨不连的风险。

（2）避免不恰当锻炼：骨不连患者需要在医生的指导下进行适当的锻炼，以促进骨折愈合，但如果锻炼方式不当，反而会加重骨折部位的负担，因此应避免不恰当的锻炼。

（3）避免长时间站立或行走：骨不连患者在治疗期间需要避免长时间站立或行走，以免骨折部位受到过度的压力，影响骨折愈合。

（4）避免剧烈运动：骨不连患者在治疗期间需要避免剧烈运动，以免骨折部位受到损伤。

（5）避免不良姿势：骨不连患者在治疗期间需要避免不良姿势，如长时间弯腰、低头等，以免影响骨折部位的血液循环。

总之，骨不连患者在日常生活中需要尽量避免对骨折部位有害的活动，以免影响骨折愈合。同时，患者应保持良好的心理状态和生活习惯，以便更好地恢复健康。

111 骨不连治疗后需要佩戴护具吗？

骨不连治疗后是否需要佩戴护具取决于治疗方式及康复阶段。

一般来说，手术治疗后，特别是在骨骼尚未完全愈合的阶段，患者可能需要佩戴护具以帮助固定和保护骨折部位，防止继发损伤及促进骨折愈合。常见的护具有石膏、支具等，根据治疗的需要和医生的建议，不同部位和不同治疗方式的骨不连可能会有不同的护具使用要求。

对于非手术治疗（如外固定、牵引等）或康复阶段的患者，通常也需要佩戴护具以保护患肢并维持稳定。此外，一些医生可能会建议患者在特定时间段内佩戴护具，以帮助预防并发症、减轻疼痛和促进康复。

因此，骨不连治疗后是否需要佩戴护具应根据患者的具体情况和医生的建议来确定。在接受治疗和康复期间，患者应遵循医生的指导，正确使用护具，并注意保持患肢的清洁和卫生，以促进骨折愈合和康复。

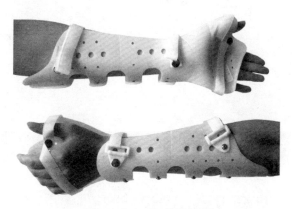

骨不连治疗后佩戴的护具

112 长期卧床是否会加重骨不连？

长期卧床可能会加重骨不连。长期卧床会导致骨骼的失用性萎缩和脱钙，同时也会引起肌肉萎缩和关节僵硬，这些并发症都会影响骨折的愈合,从而增加骨不连的风险。

另外,长期卧床还可能引起下肢深静脉血栓形成等并发症,也可能对骨折愈合产生不利影响。

因此,对于需要长期卧床的患者,应尽可能提前进行康复训练,包括被动和主动运动,以预防肌肉萎缩、关节僵硬等并发症的发生,同时也可以促进骨折愈合,预防骨不连的发生。

此外,为了预防骨不连的发生,还需要注意避免过早负重、避免过度活动等,以避免骨折断端的异常活动和内固定物的松动,从而影响骨折愈合。同时,合理的营养补充和康复治疗也是预防骨不连的重要手段。

总之,长期卧床可能会加重骨不连,因此需要采取相应的预防措施来避免骨不连的发生。

113 骨不连患者的日常饮食有什么建议?

骨不连患者的日常饮食建议主要包括以下几个方面:

(1)增加钙质的摄入:骨不连患者需要增加钙质的摄入,以帮助骨折愈合和恢复。建议在日常饮食中多摄入富含钙质的食物,如牛奶、酸奶、豆腐、芝麻、虾皮等。此外,多吃一些富含维生素D的食物,如蛋黄、动物肝脏、鱼类等,也有助于钙质的吸收和利用。

(2)增加蛋白质的摄入:骨不连患者的日常饮食中应增加蛋

白质的摄入，以促进骨折愈合和身体机能的恢复。建议多食用鱼、肉、蛋、奶、豆类等富含优质蛋白质的食物。

（3）注意饮食的多样化：骨不连患者的日常饮食应注重多样化，保证营养的均衡摄入。除了上述提到的钙质和蛋白质的摄入外，还应适量摄入脂肪、碳水化合物、维生素和矿物质等，以促进骨折愈合和身体恢复。

（4）避免过度饮酒和吸烟：饮酒和吸烟都会对骨折愈合和身体恢复产生负面影响，因此骨不连患者应尽量避免过度饮酒和吸烟。

需要注意的是，对于骨不连患者来说，仅仅依靠饮食可能无法完全满足骨折愈合和身体恢复的需要。因此，在饮食之外，患者还需要配合医生的治疗建议，按时服药，进行适当的康复锻炼等，以促进骨折愈合和身体恢复。同时，如有必要，骨不连患者也可以咨询专业营养师的建议，制定更为个性化的饮食计划。

114 骨不连患者应避免摄入哪些食物？

骨不连患者应避免摄入以下食物：

（1）加工肉类：如香肠、火腿等，这些食物中含有较高的盐分和多种添加剂，可能会影响骨折的愈合。

（2）高盐食物：高盐食物会导致骨折愈合缓慢，甚至引起骨不连。因此，骨不连患者应尽量避免摄入高盐食物，如咸菜、腌制品等。

（3）高糖食物：高糖食物可能会影响钙质的吸收和利用，从而影响骨折的愈合。因此，骨不连患者应尽量避免摄入高糖食物，如糖果、蛋糕等。

（4）高脂肪食物：高脂肪食物可能会影响骨折的愈合，因为脂肪会阻碍钙质的吸收和利用。因此，骨不连患者应尽量避免摄入高脂肪食物，如油炸食品、肥肉等。

（5）含咖啡因和酒精的饮料：咖啡因和酒精都可能会影响骨折的愈合，因此骨不连患者应尽量避免饮用含有咖啡因和酒精的饮料，如咖啡、茶、酒等。

总之，骨不连患者的饮食应以清淡、易消化、营养丰富为主，同时避免食用不利于骨折愈合的食物。患者应在医生的指导下，合理安排饮食，促进骨折愈合。

115 骨不连患者是否需要忌口海产品？

骨不连患者不需要忌口海产品，具体如下：

（1）海产品富含蛋白质、矿物质和微量元素，这些营养物质对骨折愈合和骨痂形成具有积极的促进作用。例如，海产品中的钙和磷等矿物质有助于骨骼的矿化和强度，而锌、铁、铜等微量元素对骨细胞的增殖和分化具有重要作用。

（2）海产品还富含多种生物活性物质，如多不饱和脂肪酸、维生素D等，这些物质有助于改善骨折部位的血液供应和促进骨骼愈合。特别是维生素 D,可以促进钙的吸收和利用,对骨折愈合具有关键作用。

（3）海产品还具有抗炎、抗氧化、抗肿瘤等药理作用,这些特性有助于减轻骨折部位的炎症反应,降低感染风险,促进组织修复和减轻疼痛等。

因此,骨不连患者不需要忌口海产品。相反,适量食用海产品可以提供丰富的营养物质和生物活性物质,有助于促进骨折愈合和功能恢复。然而,患者应注意食物的卫生和质量,避免食用不新鲜或被污染的海产品。同时,在饮食方面,患者还应注意均衡饮食,适量摄入各种营养素,以促进身体的全面恢复。

116 骨不连患者如何进行自我管理?

骨不连患者可以通过以下几个方面进行自我管理:

（1）遵循医生的治疗建议:骨不连患者需要遵循医生的治疗建议,包括药物治疗、手术治疗、康复训练等。患者应按时服药,定期进行复查,以便及时了解病情的变化和治疗效果。

（2）关注饮食健康:骨不连患者的饮食应注重营养均衡,多摄入富含蛋白质、钙质、维生素等营养物质的食物,如鱼、肉、蛋、奶、豆类等。同时,患者应避免过度饮酒和吸烟。

（3）避免过早负重:骨不连患者应避免过早负重,以免引起骨折断端之间的异常活动或内固定物松脱,从而增加骨不连的风险。

（4）进行适当的锻炼：骨不连患者应在医生的指导下进行适当的锻炼，如关节活动、肌肉锻炼等，以促进血液循环、减轻疼痛、增强肌肉力量等。

（5）关注心理健康：骨不连患者容易出现焦虑、抑郁等心理问题，患者应关注自己的心理健康状况，及时寻求心理支持和治疗。

总之，骨不连患者的自我管理需要从多个方面入手，包括遵循医生的治疗建议、关注饮食健康、避免过早负重、进行适当的锻炼和关注心理健康等。通过合理的自我管理，患者可以更好地应对病情，更快康复。

117 骨不连患者如何进行睡眠管理？

对于骨不连患者，睡眠管理是康复期护理的重要环节。以下是一些建议，可帮助患者进行良好的睡眠管理：

（1）建立规律的作息时间：患者应尽量建立规律的作息时间，每天保持固定的睡觉和起床时间，以利于身体恢复。

（2）创造良好的睡眠环境：患者应尽量保持病室的安静和舒适，睡前关闭不必要的电器和灯光，保持适宜的温度和湿度。

（3）放松身心：患者在睡觉前可以进行一些放松身心的活动，如冥想、深呼吸、听舒缓的音乐等，有助于减轻压力，缓解焦虑。

（4）避免刺激性饮食：患者应避免在睡前摄入咖啡、茶、可乐等含有咖啡因或糖分的饮料,以及刺激性的食物。

(5)适当运动:患者在允许的情况下,可以在白天进行适当的运动,如散步等,以增加身体的疲劳感,有助于入睡。

(6)调整睡姿:患者在睡觉时应尽量采取舒适的睡姿,避免患处受到挤压。

(7)注意睡前卫生:患者应保持睡前清洁卫生,包括口腔、皮肤和头发等,以减少感染机会。

(8)避免过度使用药物:患者应避免过度使用某些药物,如咖啡因、哌替啶、糖皮质激素等,以免影响睡眠和身体恢复。

总之,骨不连患者在睡眠管理方面需要注意保持良好的作息时间、创造良好的睡眠环境、放松身心、避免刺激性饮食、适当运动、调整睡姿、注意睡前卫生和避免过度使用药物等,以促进良好的睡眠和身体恢复。

118 患有骨不连的运动员如何调整训练?

骨不连是骨折后常见的一种并发症,如果发生在运动员身上,会对他们的训练和比赛产生较大的影响。为了应对这种情况,运动员需要在医生的指导下进行康复功能锻炼,以加速骨折愈合。以下是一些针对患有骨不连的运动员的建议:

(1)咨询医生:在制定康复计划之前,运动员需要先咨询医生,了解自己的病情和治疗方案。医生会根据具体情况给出合适的建议,包括是否需要手术、如何进行康复锻炼等。

(2)肌肉收缩锻炼:在骨不连的早期阶段,可以进行肌肉的等长收缩,如上肢骨不连可以做握拳、活动手指等动作,下肢骨不连可以做股四头肌、腓肠肌的等长收缩。随着病情的好转,可以逐渐增加肌肉收缩的力量和时间。

(3)关节活动:在骨不连得到一定程度的改善后,可以逐步进行关节活动。起初可能需要在医生的指导下进行被动活动,随着病情的好转,可以逐渐增加主动活动的范围和力度。

(4)负重训练:在骨不连愈合较好的情况下,可以在医生的指导下进行负重训练。负重训练应根据骨折愈合的情况逐步增加,避免过度用力导致再次骨折。

(5)心理调整:骨不连的治疗需要一定的时间和耐心,运动员在这个过程中可能会感到焦虑和沮丧。这时需要适当调整心态,保持积极、乐观的态度,相信自己能够克服困难。

(6)营养支持:良好的营养对于骨折愈合非常重要。运动员在康复期间要注意饮食均衡,多吃富含蛋白质、维生素和矿物质的食物,如鱼、肉、蛋、奶、豆类等。

(7)借助辅助器材:在康复期间,运动员可以使用一些辅助器材来帮助训练和恢复,如固定支具、助力器等。但使用这些器材时要注意正确的使用方法,避免加重病情。

总之,患有骨不连的运动员需要根据医生的建议调整训练,同时保持良好的心态和饮食习惯,相信在医生的指导下能够尽快恢复到最佳状态。

119 为何骨不连的患者需要定期复查?

骨不连的患者需要定期复查的原因有以下几点:

(1)及时发现并发症:在骨折治疗过程中,可能会出现一些并发症,如感染、血栓等。这些并发症不仅会影响骨折愈合,还会危及患者的生命。定期复查可以帮助医生及时发现这些并发症,并采取相应的治疗措施。

(2)检查骨折断端是否出现位移:在骨折早期的血肿时期,外固定相对变得松弛,骨折断端可能出现位移。及时的复查能够及时纠正骨折断端固定不当的因素,避免因位移导致骨不连的症状。

(3)观察骨折愈合情况:骨折愈合是一个复杂的过程,需要定期观察骨折断端是否开始愈合、愈合的过程和愈合的程度。通过复查,医生可以了解患者的骨折愈合情况,为患者提供个性化的治疗方案。

(4)调整治疗方案:在骨折愈合过程中,治疗方案可能会需要进行调整。定期复查可以让医生根据患者的骨折愈合情况,对治疗方案进行调整和优化,以达到更好的治疗效果。

总之,骨不连的患者需要定期复查是为了及时发现并发症、检查骨折断端是否出现位移、观察骨折愈合情况以及调整治疗方案,以提高患者的治疗和康复效果。

120 骨不连是否会再次发生?

骨不连患者经过治疗后,如果愈合情况良好,一般不会再次发生。但是,如果骨不连治疗不当或者愈合不良,可能会再次发生。

例如,如果在骨不连治疗过程中,骨折断端的硬化骨质清除不彻底、血运重建不佳或者没有进行适当的植骨治疗,可能会导致骨不连愈合不良,从而再次发生骨不连。另外,如果骨不连患者的患肢长期承受超过正常范围的活动量或者负重,可能会导致骨折断端承受压力过大,从而引起疲劳性骨折,进而再次发生骨不连。因此,骨不连患者在治疗后,应积极配合医生的治疗,同时保持良好的心理状态和生活习惯,以便更好地恢复健康。同时,患者应定期进行复查,以便及时发现并处理可能出现的问题。